Multiple Myeloma
改訂 多発性骨髄腫

国立甲府病院院長
戸 川　敦　著

株式会社 新興医学出版社

Multiple Myeloma

Atsushi Togawa, M. D.

the director of a hospital
National Koufu Hospital
11-35, Tenjin-tyo Koufu-shi Yamanashi, Japan

© Second edition, 2002 published by
SHINKOH IGAKU SHUPPAN CO., LTD TOKYO.
Printed & bound in Japan

改訂版発刊にあたり

戸川敦博士が国立国際医療センターに勤務されておられた時に多発性骨髄腫の単行本を新興医学出版社から出版されたのが1994年である。当時私は国立国際医療センターの総長をしており，また戸川博士と私は東京大学医学部第三内科時代に同じ研究室で血液の勉強をしていた関係もあり，上記の単行本の最初に『発刊にあたり』という題で文を書かせていただいた。その際戸川博士が血液の研究グループに属されて以来，一貫して多発性骨髄腫の研究・臨床に従事してきておられ，その成果がわが国で初めての多発性骨髄腫に関する単行本の刊行につながった事を紹介し，またその頃漸く多発性骨髄腫の病態の中で最も重要な事項の一つである骨破壊の機序が次第に明らかになってきた事，IL-6を始めとするサイトカインや接着分子の関与が話題となってきた事，さらに治療に関してもインターフェロンや骨髄移植など新しい展開がみられる用になった事などを紹介した。

戸川博士はその後国立甲府病院に院長として赴任されたが，本年すなわち第1版の刊行以来8年目に第2版が戸川博士による大幅な改訂を経て，刊行される事となった。最近の血液学の進歩には目覚しいものがあるが，多発性骨髄腫に関しても研究・臨床の両面でこの8年間に著しい進歩が見られている。第2版はその間の進歩をもらす事なく紹介しており，第1版と同様に，正しく多発性骨髄腫のハンドブックと呼ばれる内容のものになっている。第2版に新しく加えられた内容の一部を私が目に付くままに紹介すると，まず病因に関しては，Kaposi's sarcoma-associated herpes virus（KSVH）と多発性骨髄腫との関連や，多数の染色体の異常，癌抑制遺伝子の欠損・消失が明らかになった事が挙げられる。その中で特に注目されるのは13q染色体の異常とそれに関連して起こる癌抑制遺伝子の異常で，この異常がpremyelomaが含まれると考えられるようになったmonoclonal gammopathy of undetermined significance（MGUS）の多発性骨髄腫への進展と密接に結びついていると考えられるようになっている。

多発性骨髄性の病態生理，その中でも骨破壊の機序については第1版においてもかなり詳しく紹介されているが，その後さらにその機序がより一層明らかになり，その解明に近づいた事が述べられている。また骨破壊に対する治療として第1版以後にビスフォスフォネートの有効性が明らかにされてきた。したがって第2版においてはその治療効果が詳細に紹介されている。多発性骨髄腫に対する新しい治療法と言えよう。

治療に関する新しい知見として，最近特に注目されているのは，サリドマイドの有用性である。周知の如く，サリドマイドは睡眠剤として登場，その催奇形性から1960年代に発売が中止された薬剤であるが，1990年代の後半から多発性骨髄腫に対して用いられ，その有効性が認められるようになった。サリドマイドの作用機序，臨床成績に関する新しい知見が第2版では紹介されているので，参照されたい。第1版で多発性骨髄腫に対する新し

い治療法として紹介した自家骨髄移植に関しては，その後有用性の限界が明らかになってきた。また同種骨髄移植に関連して注目されている膜抗原に対する抗体(抗HM 1.24モノクロナール抗体など)もこの第2版では最新の情報として紹介されている。

　以上のように，多発性骨髄腫に関する新しい知見を数多く盛り込んだ第2版が第1版と同様，多発性骨髄腫に関して全ての情報を網羅したハンドブックとして広く愛用される事を期待している。

　　　2002年6月吉日

自治医科大学学長　髙久史麿

改訂の序

　西暦1997年は osteoprotegerin OPG や RANK ligand などが明らかにされた骨研究史上画期的な年です。骨髄腫の骨破壊の main root が RANK ligand/RANK/OPG 系にあり，また免疫グロブリンの構造解析にあれほど大きな貢献をした骨髄腫のことを思うと，これらの発見が骨髄腫と無縁なところで行われたことを残念に思う。本書の初版本では LANK ligand/RANK/OPG 系の片鱗すら窺えない。その理由として IL-1β，リンホトキシン，TNF などの osteoclast activating factor OAF に関する研究の重みに耐えかね，分子生物学的な手法を取り入れることに後れをとったためであろう。改訂を決意した第一の理由である。第二の理由は化学療法の効果を究極まで追求した試みと言える造血幹細胞移植なかんずく early death の少ない自家造血幹細胞移植，特に Barlogie の tandem 移植の治癒をもたらさない結果であろう。最も期待された myeloablative therapy をもってしても骨髄腫細胞の撲滅を図れないとは。今後は化学療法により腫瘍量を少なくした骨髄腫に免疫学的治療―例えばミニ同種移植を併用するなどの道が考えられるが，キメラ状態が免疫学的寛容を許すのか基本的問題が解決されていない。

　初版の序にのべたように学問は日進月歩である。従って本書の寿命は数ヵ月，数年と言うところであろう。この分野においても絶えずヒットやホームランが出ることを期待したい。

　上梓に当たり，基礎から臨床に至るまで骨髄腫とは何か常に厳しく教えていただいた今村幸雄先生，日本骨髄腫研究会を主導し日本の骨髄腫研究の発展に力を尽くしてくださる高月清先生，改訂版発刊にあたり励ましの言葉を頂いた高久史麿先生に心から感謝いたします。また出版に至るまで，出来るだけフレッシュなものを創りたいとする私につき合っていただいた新興医学出版社社長服部秀夫氏に深謝いたします。

　　平成14年6月吉日

戸川　敦

目　次

- **I. 骨髄腫の歴史** …………………………………………………………………… 1
- **II. 骨髄腫の疫学** …………………………………………………………………… 4
- **III. 骨髄腫の病因** …………………………………………………………………… 8
- **IV. 骨髄腫の分類** ………………………………………………………………… 16
  - A. International Myeloma Prognostic Index Working Group による分類 …… 16
    1. 多発性骨髄腫 …………………………………………………………… 16
    2. くすぶり型多発性骨髄腫 ……………………………………………… 16
    3. 骨の孤立性形質細胞腫 ………………………………………………… 17
    4. 髄外性形質細胞腫 ……………………………………………………… 19
    5. monoclonal gammopathy of undetermined significance ………………… 21
  - B. M蛋白の種類による分類 ………………………………………………… 25
  - C. 骨髄腫細胞の形態による分類 …………………………………………… 26
- **V. 骨髄腫の診断と病期分類** …………………………………………………… 34
  - A. 診断 ………………………………………………………………………… 34
  - B. 病期分類 …………………………………………………………………… 37
- **VI. 骨髄腫の病理** ………………………………………………………………… 42
- **VII. 骨髄腫の症候** ………………………………………………………………… 43
  - A. 発症年齢 …………………………………………………………………… 43
  - B. 初発症状ないし主訴 ……………………………………………………… 43
- **VIII. 骨髄腫の検査所見** …………………………………………………………… 46
  - A. 血液所見 …………………………………………………………………… 46
  - B. M蛋白に関する所見 ……………………………………………………… 46
  - C. 骨病変 ……………………………………………………………………… 49
  - D. その他の検査所見 ………………………………………………………… 51
    1. Labelling index ………………………………………………………… 51
    2. CD 38 ゲーティング法 ………………………………………………… 51
    3. FISH 法 ………………………………………………………………… 52
- **IX. 病態生理** ……………………………………………………………………… 54
  - A. 易感染性 …………………………………………………………………… 54
  - B. 形質細胞の腫瘍化 ………………………………………………………… 56
  - C. 骨髄腫細胞の増殖因子 …………………………………………………… 57
  - D. 細胞接着分子 ……………………………………………………………… 58
  - E. 貧血 ………………………………………………………………………… 61

F．骨髄腫における骨破壊 ……………………………………………………………61
X．骨髄腫の治療 ………………………………………………………………………………72
　A．対症ないし補助療法 …………………………………………………………………73
　　1．疼痛対策 ……………………………………………………………………………73
　　2．腎障害，高カルシウム血症の対策 ………………………………………………73
　　3．過粘稠度症候群の対策 ……………………………………………………………74
　B．化学療法 ………………………………………………………………………………75
　　A）寛解導入療法 ………………………………………………………………………75
　　　1）melphalan ………………………………………………………………………75
　　　2）MP療法 …………………………………………………………………………77
　　　3）CP療法 …………………………………………………………………………78
　　B）難治症例の治療 ……………………………………………………………………79
　　　1）VAD療法およびその他のglucocorticoid大量併用療法 ……………………79
　　　2）melphalanの中等量ないし大量療法 …………………………………………81
　　C）化学療法の副作用―白血病，MDSの合併について …………………………82
　C．造血幹細胞移植 ………………………………………………………………………83
　　A）自家造血幹細胞移植 ………………………………………………………………83
　　B）同種造血幹細胞移植 ………………………………………………………………86
　D．サリドマイド，ビスフォスフォネート ……………………………………………87
　　A）サリドマイド ………………………………………………………………………87
　　B）ビスフォスフォネート ……………………………………………………………90
　　　1）薬理学的特性と種類 ……………………………………………………………90
　　　2）作用機序 …………………………………………………………………………90
　　　3）副作用 ……………………………………………………………………………92
　　　4）ビスフォスフォネートの骨髄腫に対する臨床試験 …………………………93
　E．放射線療法 ……………………………………………………………………………94
　F．Interferon alphar ……………………………………………………………………95
　G．免疫療法 ………………………………………………………………………………98
　　1．膜抗原に対する抗体療法 …………………………………………………………99
　　2．ワクチン療法 ……………………………………………………………………100
　　3．養子免疫療法 ……………………………………………………………………100
XI．骨髄腫の予後 ……………………………………………………………………………112
XII．骨髄腫関連疾患 …………………………………………………………………………115
　A．Crow-Fukase症候群，POEMS症候群，高月病 ………………………………115
　　1．概念 ………………………………………………………………………………115

2．症状，検査所見 ……………………………………………………………116
C．多発性骨髄腫に伴うアミロイドーシス ………………………………………116
　1．概念 ……………………………………………………………………………116
　2．症状，検査所見 ………………………………………………………………117

Ⅰ. 多発性骨髄腫の歴史

　多発性骨髄腫の歴史は古く，1850年MacIntyre[1]により"case of mollities and fragilitas ossium, accompanied with urine strongly charged with animal matter"として尿所見を含め十分な記載のある最初の症例報告がされた。MacIntyreは患者の尿の，特に加熱による異常現象に気づき，当時化学者としても高名なBence Jonesに検討を依頼した。Bence Jones[2]はMacIntyreの発表に先立つ1848年に"On a new substance occurring in the urine of a patient with mollities ossium"として，この尿の異常現象の最初の観察者はMacIntyreとことわりをいれて発表した。もちろんその本態の解明はそれより114年後のEdelman and Galley[3]に待たねばならないが，本来ならMacIntyre蛋白尿と呼ぶべきものがBence Jones蛋白尿と呼ばれる由縁である。本症例についてDalrymple[4]の腰椎や肋骨の剖検所見もあり，世界で最初の症例報告ながら既にBence Jones蛋白と骨破壊という骨髄腫にとって必枢の病態が浮き彫りにされたことになる。

　第1例目と称する報告は多数あるが，Solly[5]により1844年報告された症例は間違いなく多発性骨髄腫であろう。1873年Rustizky[6]は剖検時の骨髄の多数の独立した腫瘤を見てmultiples myelomaの病名を始めて用い，同じ疾患が報告者の名をとってKahler[7]病(1889年)と呼ばれた。1895年Marschalko[8]により正確に形質細胞が同定され，1900年Wright[9]により腫瘤が形質細胞よりなることが報告された。1929年骨髄穿刺が行われるようになり[10]，骨髄腫の診断に有用なことが報告された[11]。

　1937年頃グロブリンが形質細胞により産生されることが明らかにされた。Svedbergによる超遠心法(1924年)，Tiselius[12]による電気泳動法(1937年)，Grabar and Williamsによる免疫電気泳動法(1953年)の開発により蛋白質化学の研究は多いに進み，1960年

前後の Edelman&Gally による免疫グロブリンの構造解明につながった。これらの研究過程で骨髄腫より精製されたモノクローナル免疫グロブリンの果たした役割は大きい。免疫グロブリンの理解に呼応し IgD 型骨髄腫[13] (1965 年), IgE 型骨髄腫[14] (1967 年) が相次いで発見された。免疫グロブリン遺伝子機構が利根川ら[15]により明らかにされ(1976年), DNA および RNA レベルでの再編と B 細胞分化の関係が明らかとなった。細胞融合法や遺伝子組み替え技術により各種モノクローナル抗体やサイトカインが得られるようになり, 骨髄腫でより未熟な B 細胞のクローン化がみられること, 骨髄腫細胞の増殖に IL-6 が関与し, 骨破壊の機序に TNF, IL-1, MIP-1 など破骨細胞活性化因子 OAF や RANK リガンド, osteoprotegerin が関与していること, MGUS の骨髄腫への進展に腫瘍細胞の染色体・遺伝子異常が関与しているらしいなど骨髄腫の本態に迫る報告が相次いでなされた。

　我が国における最初の骨髄腫の報告は, 大正 4 年(1915 年)以降, 内科方面から呉, 立花[16]により, 外科方面から瀬尾[17]によって各 1 例が報告されている。

　治療に関して, 1962 年の Bergsagel[18]によるメルファランの, 1969 年 Alexanian[19]によるメルファラン, プレドニンの治療効果の報告, 1983 年の McElwen ら[20]によるメルファラン大量療法, 1999 年の Barlogie ら[21]による自家末梢血幹細胞移植, 2001 年の Gahlton ら[22]による同種造血幹細胞移植の成績などが特筆される。

文献

1) MacIntyre W：Case of mollities and fragilitas ossium, accompanied with urine strongly charged with animal matter. Med Chir Soc Trans 33：211-232, 1850
2) Bence Jones H：On a new substance occurring in the urine of a patient with mollities ossium. Phil Trans Royal Soc （London） 1：55-62, 1848
3) Edelman GM, Galley JA：The nature of Bence-Jones proteins：chemical similarities to polypeptide chains of myeloma globulins and normal γ-globulins. J Exp Med 116：207-227, 1962
4) Dalrymple J：On the microscopical character of mollities ossium. Dublin Quart J Med Sci 2：85-95, 1846
5) Solly S：Remarks on the pathology of mollities ossium with cases. Med-chir Tr 27：435-461, 1844
6) von Rustizky J：Multiples myelom. Deuts Ztschr Chir 3：162-172, 1873
7) Kahler O：Zur Symptomatologie des multiplen Myeloms：Beobachtung von Albumosurie. Prag Med Wchschr 14：45, 1889
8) Marschalko T：Ueber die sogenannten Plasmazellen, ein Beitrag zur Kenntniss der Herkunft der entzundlichen Infiltrationszellen. Arch Dermatol 30：241, 1895
9) Wright JH：A case of multiple myeloma. Johns Hop Hosp Rep 9：359-366, 1900
10) Arinkin MI：Die intravitale Untersuchungsmethodik des Knochenmarks. Folia

haematol 38：233-240, 1929
11) Rosenthal N, Vogel P：Value of the sternal puncture in the diagnosis of the multiple myeloma. Mt Sin J Med 4：1001-1019, 1938
12) Tiselius A：Electrophoresis of serum globulin. II. Electrophoretic analysis of normal and immune sera. Biochem J 31：1464-1477, 1937
13) Rowe DS, Fahey JL：A new class of human immunoglobulins. 1. A unique myeloma protein. J Exp Med 121：171-184, 1965
14) Johansson SGO, Bennich H：Immunological studies of an atypical (myeloma) immunoglobulin. Immunology 13：381-394, 1967
15) Hozumi N, Tonegawa S：Evidence for somatic rearrangement of immunoglobulin genes coding for variable and constant regions. Proc Natl Acad Sci USA 73：3628-3632, 1976
16) 呉健, 立花惣介：Bence-Jones 氏蛋白尿を伴ひしぷらすまちとーむ患者. 日内会誌 4：105-122, 大正5年
17) 瀬尾貞信：所謂ぷらすま細胞性仮性白血病（会）. 日外会誌第16回（第1号）：74-77, 大正4年
18) Bergsagel DE, Sprague CC, Austin C et al：Evaluation of new chemotherapeutic agents in the treatment of multiple myeloma. IV. L-phenylalanine mustard (NSC-8806). Cancer Chemother Rep 21：87-99, 1962
19) Alexanian R, Haut A, Khan AU et al：Treatment for multiple myeloma. JAMA 208：1680-1685, 1969
20) McElwain TJ, Powles PL：High-dose intravenous melphalan for plasma-cell leukemia and myeloma. Lancet 2：822-824, 1983
21) Barlogie B, Jagannath S, Desikan KR et al：Total therapy with tandem transplants for newly diagnosed multiple myeloma. Blood 93：55-65, 1999
22) Gahrton G, Svensson H, Cavo M et al：Progress in allogeneic bone marrow and peripheral blood stem cell transplantation for multiple myeloma：a comparison between transplants performed 1983-93 and 1994-98 at European Group for Blood and Marrow Transplantation centers. Br J Haematol 113：209-216, 2001

II. 骨髄腫の疫学[1]

　図1に我が国の骨髄腫による死亡数と死亡率(対人口10万)の年次推移を示した。年々死亡数は増加し，1970年に総数498人であったものが，1999年には3148人と6.3倍に増加し，性別でみると男5.8倍，女7.0倍となっている。男性の死亡数が女性を上まわっていたが，近年女性の平均寿命の延びを反映してか男性を抜く勢いを見せている。死亡率もこの間に0.48人から2.51人と増え，性別でみても男4.7倍，女5.7倍と女性の死亡数，死亡率の増加が著しい。死亡率は常に男性が女性を上まわっている。

　図2に年齢別死亡率の経時的変化を示した。65歳未満では1970年以来死亡率に変化はない。最近の10年間で見ると男性では75歳以上，女性では85歳以上で死亡率の上昇が著しく，加齢に伴いその傾向が著しくなる。ちなみに平成11年の65歳以上の骨髄腫の死亡率は11.9人，70歳以上14.5人，75歳以上17.3人と高齢になるほど胃癌にも迫る死亡率を示すようになる。

　図3に1975-79年，1985-89年，1995-99年の三期間における年齢別平均年次死亡率の推移を男女別に示した。いずれの期間においても，総ての年代に渡り死亡率は男性が女性を上まわり，しかも高年齢になるほどその差は著しい。また90年代に入って初めて加齢と死亡率の上昇が平行するようになったのは，医療が高齢者にも万遍なく行き渡り正しい診断のもとで死亡した故と考えられる。

　図4は図3を男性のみ，女性のみと書き直したもので，たとえば男性の場合75年代と85年代を比較した場合，死亡率の上昇は65歳以上に見られるのに対し，85年代と95年代では75歳以上に認められる。女性においても同様に70歳代から80歳代へと死亡率の上昇が高年齢層に移行していくことが認められる。

　昭和60年（1985）の日本人口を基準人口として年齢訂正死亡率を見ると1970年では

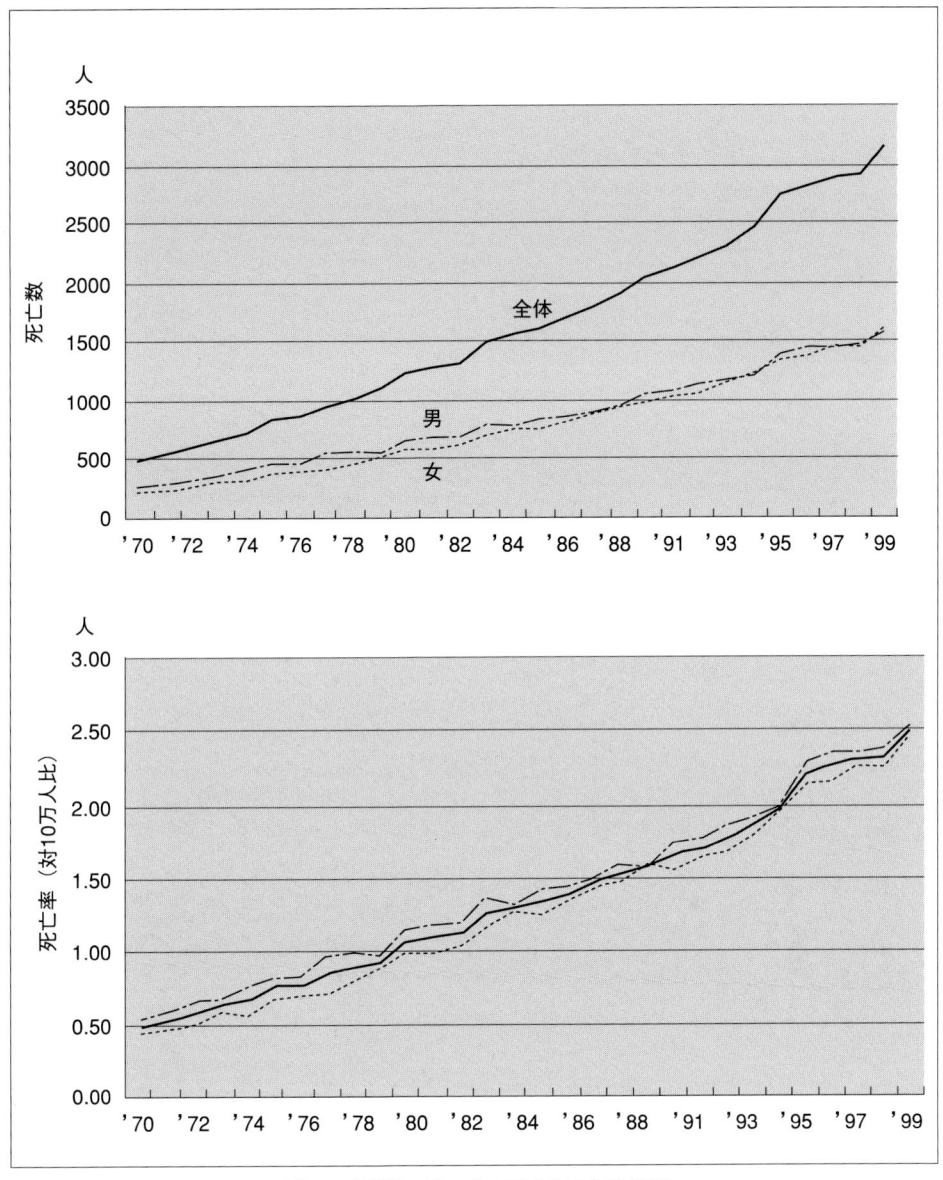

図1 骨髄腫の死亡数と死亡率の年次推移

0.6（粗死亡率0.48），1975年0.9（0.75），1980年1.2（1.07），1985年1.3（1.33），1990年1.4（1.65），1995年1.6（2.21），1999年1.6（2.51）となっている。粗死亡率との解離が年を追うにつれ大きくなるのは我が国の人口構成が高齢化に大きく傾いている証左であろう。

高齢者の骨髄腫による死亡率の上昇が推測されることから，今後我が国の人口の高齢化がなお続くようなら死亡数はさらに増加するであろう。ちなみに1970年と1999年の

6 II. 骨髄腫の疫学

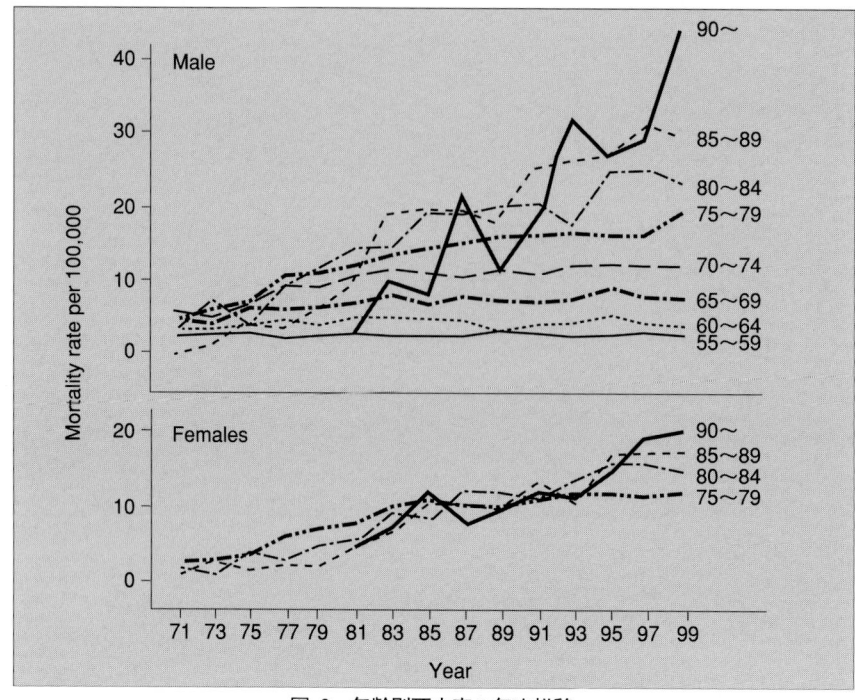

図 2　年齢別死亡率の年次推移

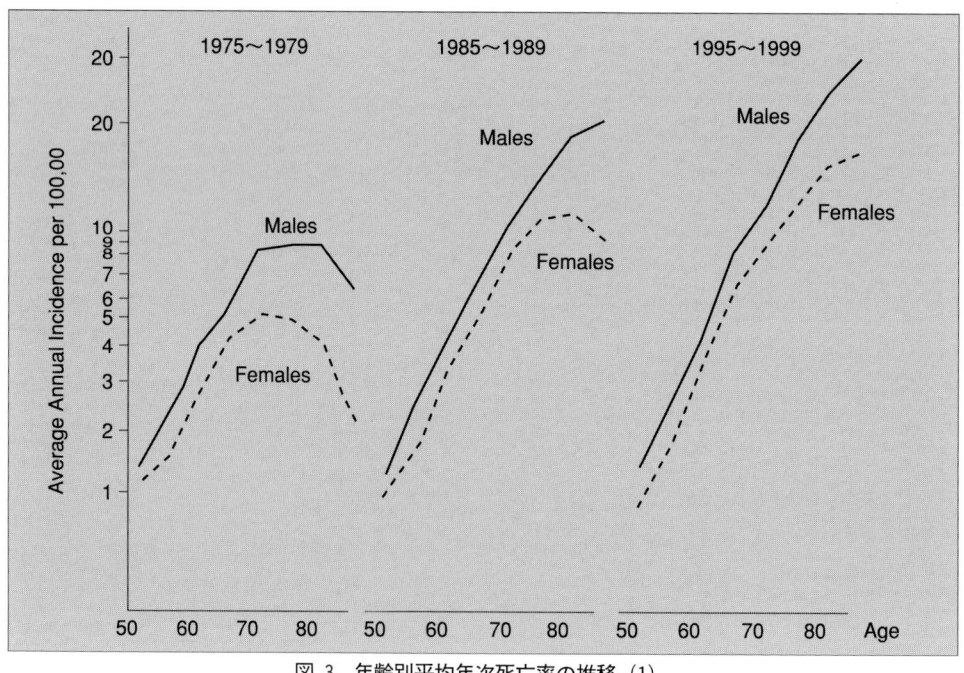

図 3　年齢別平均年次死亡率の推移（1）

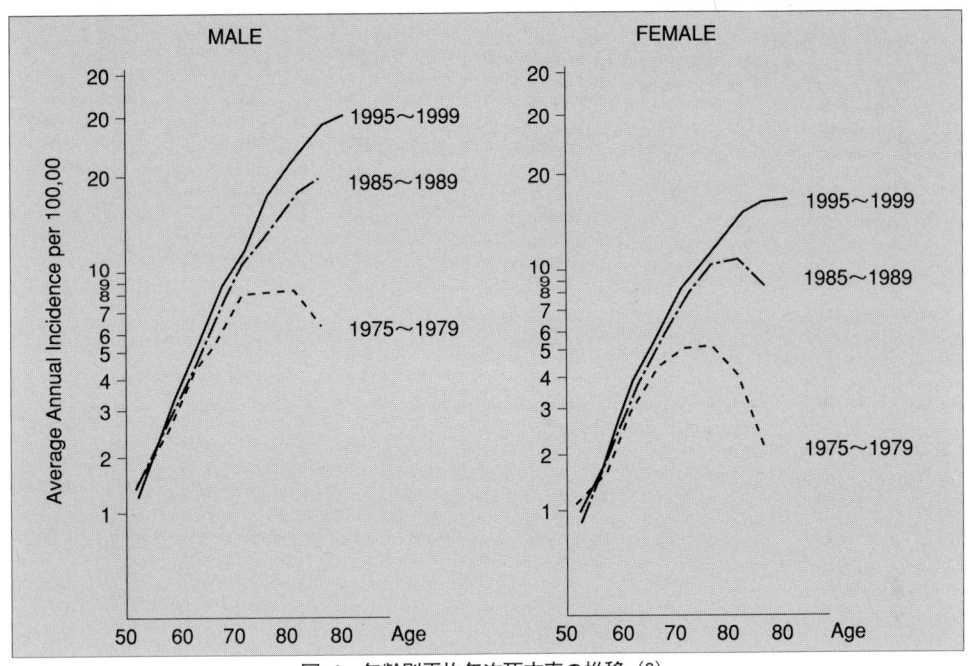

図4 年齢別平均年次死亡率の推移（2）

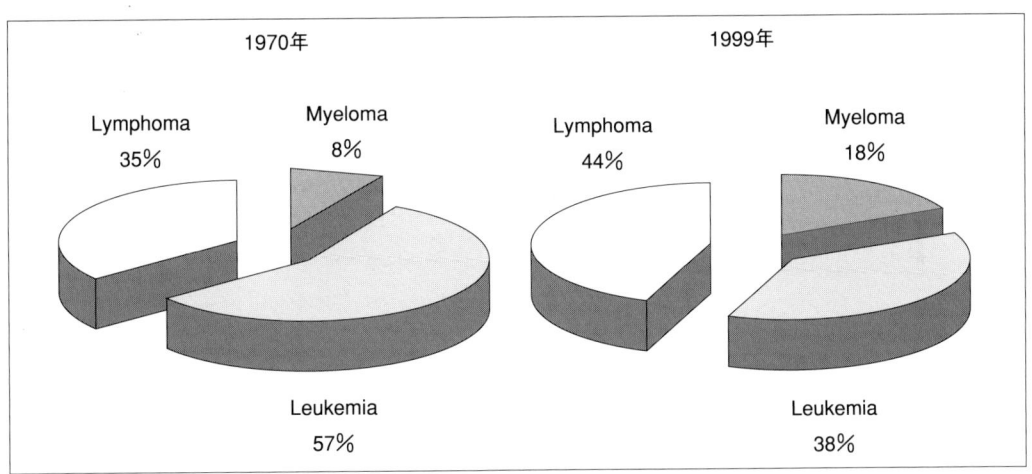

図5 日本の造血器腫瘍による死亡数の割合

造血器腫瘍死亡者中の骨髄腫の比率を見ると2倍以上となっている（図5）。

文献

1) 厚生省大臣官房統計情報部：人口動態統計昭和45-63年，平成1-12年，厚生省統計協会

III. 骨髄腫の病因

　疫学的立場から骨髄腫の病因をみると，骨髄腫の血縁内発生例[1]や人種差による発生頻度の違い（米国では黒人が白人の2倍）[2]，poly（ADP-ribose）polymerase 遺伝子のB allele の人が罹患しやすい[3]，またマウスに発生しやすい系のあることから遺伝説[4,5]，骨髄炎や胆嚢炎などの慢性感染症[6]や自己免疫疾患[7]に引き続き骨髄腫が発生したとする報告から慢性刺激説，そのほか骨髄腫がある地域に多発した報告よりウイルスを含めた感染説[8]，放射線技師や広島・長崎の被曝者に高率にみられることから放射線説[9,10]などが挙げられているが，現在のところそのいずれとも確定されていない。健常者の血中M蛋白の出現頻度が高齢者になるほど高くなることから，加齢—M蛋白の出現—骨髄腫発生とのあいだに何らかの因果関係が想定されている[11,12]。
　BALB/c ないし NZB マウスの腹腔内にプリスタンやプラスチックなど投与すると腹腔内に形質細胞腫が誘導されることはすでに Potter[4]，Merwin ら[5]により報告されているが，形質細胞腫が誘導される前に肉芽腫様の組織変化が生じ IL-6 が産生され形質細胞腫に至ることが明らかにされた[13,14]。IL-6 の knock out mouse ではこのようなことは起こらない[15]。これより形質細胞腫の発生に IL-6 が深く関わっている事が推測され Suematsu ら[16]はヒト IL-6 cDNA を組み込んだ transgenic C 57 BL/6 マウスの作製を試みた。作製されたマウスの血中には高濃度の IL-6 と多クローン性 IgG が見られ，胸腔，リンパ節，脾，肺，肝，腎に形質細胞の浸潤がみられたが，移植は不可で，染色体異常も認められなかった。すなわち形質細胞増多症が得られたのみである。同じころ Brandt ら[17]も IL-6 の異常発現によりマウスに Castleman 病類似の病態のみられることを述べている。最近 Rettig ら[18,19]は，骨髄腫患者由来の骨髄樹状細胞 dendritic cell 中に Kaposi's sarcoma-associated herpesvirus KSVH（human herpesvirus 8 HHV 8）

が存在し，KSHVとIL-6の遺伝子配列の20％以上に相同性が見られることから骨髄腫とKSHVとの関連を述べている。

IL-6についてはさらに他項で述べるが，IL-6が骨髄腫細胞の増殖因子であるとKawanoら[20]が最初に報告したように，IL-6は骨髄腫の病因というより，病態の維持，進展に関与する因子と考えられる。

染色体，遺伝子レベルから骨髄腫の発生要因をみると，骨髄腫細胞の染色体分析は標識率の低い事からも推測されるように少数例でしか成功していない（図6）。しかしfluorescence in situ hybridization FISH法（図7），SKY法などにより，IgH遺伝子がのる14q32と相互転座する例が骨髄腫の75％以上に認められることが明らかにされ[21-23]，病因との関係がとりざたされるようになった。相互転座する相手遺伝子として表1に示すように1q21にのるBCL9遺伝子[24]，4p16.3上のFGFR3 & MMSET遺伝子[25-27]，6p25上のMUM1/IRF4遺伝子[28]，8q24上のc-MYC遺伝子[29]，11q13上のBCL1 (cyclin D1/PRAD1) 遺伝子[30]，16q23.1上のc-MAF遺伝子[31]，18q21上のBCL2遺伝子[32,33]が同定されている。これら遺伝子がIgH遺伝子の主にスイッチ領域に転座し，IgH遺伝子領域のエンハンサーもしくはエンハンサー類似遺伝子の作用により転写活性を高め，転座遺伝子が発現され，腫瘍化に至ると考えられている。

14q32のほか主要な切断点として16q22，22q11があり，さらに1p36，17p11，6q21などがある。

骨髄腫細胞の遺伝子異常として上に述べた転座のほか，癌抑制遺伝子の欠損，消失，不活化がある。13qの一部ないし全欠失する症例の予後は悪い[34]。1,000人の骨髄腫患者に2度の自家末梢血幹細胞移植を行った成績でも，13q-の患者の5年以上完全寛解を維持する例は皆無と報告されている[35]。標準的な治療例でも同様の成績が報告されている[36,37]。13番染色体長腕の全域にわたる10数種のプローブを用いた解析によると骨髄腫の90％近くの患者に欠失が見られるという[38]。これよりBarlogieら[39]は骨髄腫に特異的な癌抑制遺伝子が13q（13q12，13q14，13q21-22）上にあると推測している。

17p13にあるp53はDNAの修復に働く癌抑制遺伝子であるが，骨髄腫の5〜10％にp53の変異や欠失が認められ，特に進行例に多い[40,41]。p53はMDM2で不活化されるが，MDMの過剰発現は株化細胞でみられ，臨床例でまれである[42]。9p21に近傍する癌抑制遺伝子p16pやp15が株化ないし新鮮な骨髄腫細胞で不活化され，しかもそれがhypermethylationによることが報告されている[43,44]。主に細胞形態でplasmablasticと呼ばれている例で見られる。

N-RASの変異が患者の50％以上に見られる[45-47]。

B細胞はproB細胞の段階でH鎖のVDJ再構成が始まる。mantle cell lymphomaやアフリカ型（endemic）Burkittリンパ腫では，各々11q13上のBCLや8q24上のc-MYC遺伝子がjoining領域に転座することから，その腫瘍化はVDJ組み替えの失敗，す

10　III. 骨髄腫の病因

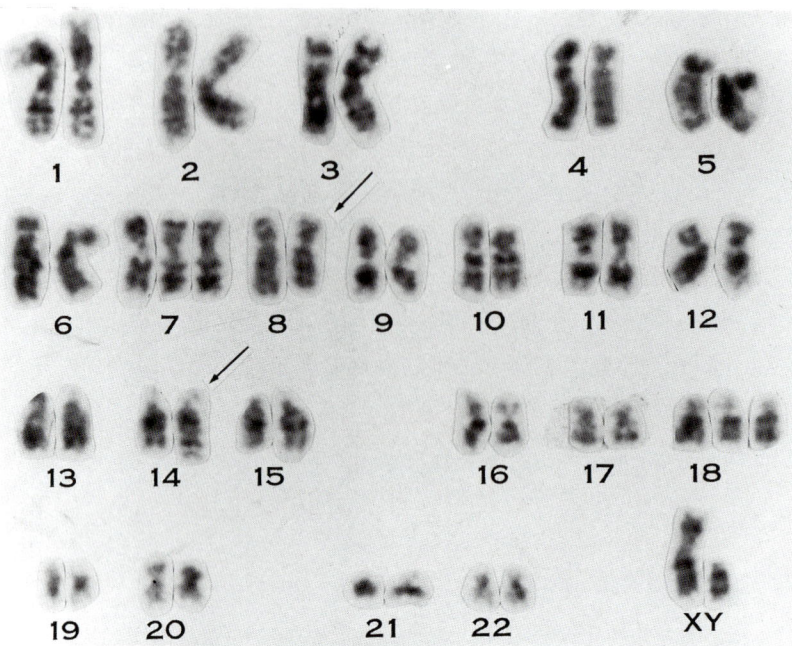

図6　骨髄腫細胞の染色体所見（国立国際医療センター研究所山田清美博士恵与）
　　　形質細胞性白血病（末梢血）48, XY, +7, +18, t (8 ; 14)(q 24 ; q 32)

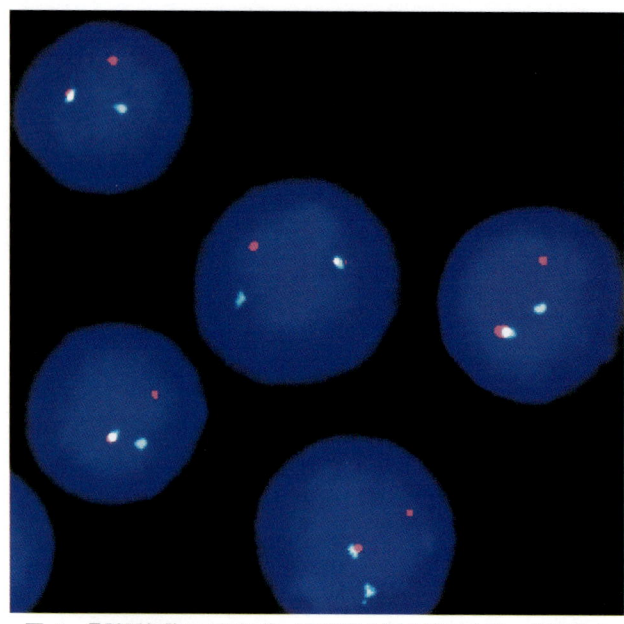

図7　骨髄腫細胞のFISH像（京都府立医大第三内科　谷脇雅史博士恵与）
　　　PRAD I（赤）とIgH（C領域緑）の融合シグナル

表 1　多発性骨髄腫の染色体・遺伝子異常

IgH 遺伝子転座	関連する遺伝子	
t (1 ; 14)(q 21 ; q 32)	1 q 21	BCL 9
t (4 ; 14)(p 16.3 ; q 32.3)	4 p 16.3	FGFR 3 & MMSET
t (6 ; 14)(p 25 ; q 32)	6 p 25	MUM 1/IRF 4
t (8 ; 14)(q 24 ; q 32)	8 q 24	c-MYC
t (11 ; 14)(q 13 ; q 32)	11 q 13	BCL 1 (cyclin D 1/PRAD 1)
t (14 ; 16)(q 32 ; q 23.1)	16 q 23.1	c-MAF
t (14 ; 18)(q 32 ; q 21)	18 q 21	BCL 2
その他の転座		
1 p 36		
6 q 21		
16 q 22		
17 p 11		
22 q 11		
癌抑制遺伝子の欠損・消失		
ras		
p 53		
13 q-		
p 15		
p 16		
p 21		
MDM 2		

なわち preB 細胞の段階で発生すると考えられる。骨髄腫では転座相手が IgH のスイッチ領域にくることから，VDJ 再構成後の分化段階で生じたものと考えられる。再構成を終えた B 細胞はリンパ節にいき胚中心で抗原の刺激を受けつつ分裂を開始する。この過程で特に complementarity-determining region 3 CDR 3 に体細胞変異が高率に認められる。骨髄腫細胞では CDR 3 部に体細胞変異が高率に見られ，もはや変異を終え（クローンの形成），さらに DNA の再構成を伴ってクラススイッチを終えていることから，メモリーB 細胞よりさらに分化した前形質細胞または形質細胞の段階で腫瘍化した細胞と考えられる[48,49]。

さらに言えば，前形質細胞ないし形質細胞の段階で IgH 部へ，転座遺伝子である FGFR 3 などが転座し，近傍のエンハンサーにより発現が増強された前腫瘍状態が MGUS と考えられ，FGFR 3 などが突然変異を起こして活性化され（activating mutation），骨髄腫になると考えられる[50]。腫瘍化の主因は IgH 遺伝子にかかわる転座で，その他の遺伝子の欠失や変異は腫瘍の維持，進展にかかわるものであろう。

しかしこれに与しない考え方もある。premyeloma とも言うべき MGUS の形質細胞を FISH 法で調べると，14 q 32 に関わる転座は骨髄腫とほぼ同率に見られるのに対し，13 q 領域の欠失は骨髄腫で 40％，MGUS で 20％と大きく異なる。また骨髄腫の 3 割くらいは MGUS を経過しており，MGUS を経過した骨髄腫のほとんどに 13 q の欠失が見

られる事から，Avet-Loiseau ら[51]は転座は MGUS の早い時機に生じたもので骨髄腫に至る原動力は 13 q の欠失に宿されていると述べている．

文献

1) Isobe T, Shaura K, Itoh T et al : Myeloma in siblings. Acta Haematol Jap 44 : 98-101, 1981
2) McPhedran P, Heath CW, Garcia J : Multiple myeloma incidence in metropolitan Atlanta, Georgia : racial and seasonal variations. Blood 39 : 866-873, 1972
3) Bhatia KG, Cherney BW, Huppi K et al : A deletion linked to a poly (ADP-ribose) polymerase gene on chromosome 13 q 33 often occurs frequently in the normal black population as well as in multiple tumor DNA. Cancer Res 50 : 5406-5413, 1990
4) Potter M, Boyce RC : Induction of plasma-cell neoplasms in strain BALB/c mice with mineral oil and mineral oil adjuvants. Nature 193 : 1086-1087, 1962
5) Merwin RM, Redmon LW : Induction of plasma cell tumors and sarcomas in mice by diffusion chambers placed in the peritoneal cavity. J Natl Cancer Inst 31 : 998-1007, 1963
6) Baitz T, Kyle RA : Solitary myeloma in chronic osteomyelitis. Arch Intern Med 113 : 872-876, 1964
7)) 戸川敦, 小阪昌明 : 単クローン性形質細胞増多症とその周辺疾患. 日免会誌 12 : 472-478, 1989
8) Kyle RA, Herber L, Evatt BL et al : Multiple myeloma. A community cluster. JAMA 213 : 1339-1342, 1970
9) Ichimaru M, Ishimaru T, Mikami M et al : Multiple myeloma among atomic bomb survivors in Hiroshima and Nagasaki, 1950-1976 : relationship to radiation dose absorbed by marrow. J Natl Cancer Inst 69 : 323-328, 1982
10) Shimizu Y, Kata H, Schull WJ : Studies of the mortality of A-bomb survivors 9. Mortality, 1950-1985. Radiat Res 121 : 120-141, 1990
11) Axelsson U, Bachamann R, Hallen J : Frequency of pathological proteins (M-components) in 6995 sera from an adult population. Acta Med Scand 179 : 235-247, 1966
12) Axelsson U : A 20-year follow-up study of 64 subjects with M-components. Acta Med Scand 219 : 519-522, 1986
13) Nordan RP, Potter M : A macrophage-derived factor required by plasmacytomas for survival and proliferation in vitro. Science 233 : 566-569, 1986
14) Snick V, Cayphas S, Vink A et al : Purification and NH-2 terminal amino acid sequence of a T-cell derived lymphokine with growth factor activity for B-cell hybridomas. Proc Natl Acad Scie 83 : 9679-9683, 1986
15) Dedera DA, Urashima M, Chauhan D et al : Interleukin-6 is required for pristane-induced plasma cell hyperplasia in mice. Brit J Haematol 94 : 53-61, 1996
16) Suematsu S, Matsuda T, Aozasa K et al : IgG 1 plasmacytosis in interleukin 6 transgenic mice. Proc Natl Acad Scie 86 : 7547-7551, 1989
17) Brandt S, Bodine D, Dunbar C et al : Dysregulated interleukin-6 expression produces

a syndrome resembling Castleman's disease in mice. J Clin Invest 86 : 592-599, 1990
18) Rettig MB, Ma HJ, Vescio RA et al : Kaposi's sarcoma-associated herpesvirus infection of bone marrow dendritic cells from multiple myeloma patients. Science 276 : 1851-1854, 1997
19) Said JW, Rettig MR, Heppner K et al : Localization of Kaposi's sarcoma-associated herpesvirus in bone marrow biopsy samples from patients with multiple myeloma. Blood 90 : 4278-4282, 1997
20) Kawano M, Hirano T, Matsuda T et al : Autocline generation and essential requirement of BSF-2/IL-6 for human multiple myeloma. Nature 322 : 83-85, 1988
21) Bergsagel PL, Chesi M, Nardini E et al : Promiscuous translocations into IgH switch regions in multiple myeloma. Proc Natl Sci Acad USA. 93 : 1931-1936, 1996
22) Nishida K, Tamura A, Nakazawa N et al : The Ig heavy chain gene is frequently involved in chromosomal translocations in multiple myeloma and plasma cell leukemia as detected by in situ hybridization. Blood 90 : 526-534, 1997
23) Avet-Loiseau H, Li JY, Facon T et al : High incidence of translocations t(11 ; 14) (q 13 ; q 32) and t(4 ; 14)(p 16 ; q 32) in patients with plasma cell malignancies. Cancer Res 58 : 5640-5645, 1998
24) Willis TG, Zarcberg IR, Coignet LJA et al : Molecular cloning of translocation t (1 ; 14) (q 21 ; q 32) defines a novel gene (BCL 9) at chromosome 1 q 21. Blood 91 : 1873-1881, 1998
25) Richelda R, Ronchetti D, Baldine L et al : A novel chromosomal translocation (4 ; 14) (p 16.3 ; q 32) in multiple myeloma involves the fibroblast growth-factor receptor 3 gene. Blood 90 : 4062-4070, 1997
26) Chesi M, Nardini E, Brents LA et al : Frequent translocation t(4 ; 14) (p 16.3 ; q 32.3) in multiple myeloma is associated with increased expression and activating mutations of fibroblast growth factor receptor 3. Nat Genet 16 : 260-264, 1997
27) Chesi M, Nardini E, Lim RS et al : The t(4 ; 14) translocation in myeloma dysregulates both FGFR 3 and a novel gene, MMSET, resulting in IgH/MMSET hybrid transcripts. Blood 92 : 3025-3034, 1998
28) Iida S, Rao PH, Butler M et al : Dysregulation of MUM 1/IRF 4 by chromosomal translocation in multiple myeloma. Nat Gene 17 : 226-229, 1997
29) Greil R, Fasching B, Loidl P et al : Expression of the c-MYC protooncogene in multiple myeloma and chronic lymphocytic leukemia : an in situ analysis. Blood 78 : 180-191, 1991
30) Hallek M, Leif Bergsagel P, Anderson KC : Multiple myeloma : increasing evidence for a multistep transformation process. Blood 91 : 3-21, 1998
31) Chesi M, Bergsagel PL, Shonukan OO et al : Frequent dysregulation of the c-maf proto-oncogene at 16 q 23 by translocation to an Ig locus in multiple myeloma. Blood 91 : 4457-4463, 1998
32) Hamilton MS, Barker HF, Ball J et al : Normal and neoplastic human plasma cells express bcl-2 antigen. Leukemia 5 : 768-771, 1991
33) Pettersson M, Jernberg-Wiklund H, Larson LG et al : Expression of the BCL 2 gene in human multiple myeloma cell lines and normal plasma cells. Blood 79 : 495-502, 1992

34) Tricot G, Barlogie B, Jagannath S et al : Poor prognosis in multiple myeloma is associated only with partial or complete deletions of chromosome 13 or abnormalities involving 11 q and not with other karyotypes abnormalities. Blood 86 : 4250-4256, 1995
35) Desikan R, Barlogie B, Sawyer J et al : Results of high-dose therapy for 1,000 patients with multiple myeloma : durable complete remissions and superior survival in the absence of chromosome 13 abnormalities. Blood 95 : 4008-4010, 2000
36) Perez-Simon JA, Garcia-Sanz R, Tabernero MD et al : Prognostic value of numerical chromosome aberrations in multiple myeloma : a FISH analysis of 15 different chromosomes. Blood 91 : 3366-3371, 1998
37) Seong C, Delasalle K, Hayes K et al : Prognostic value of cytogenetics in multiple myeloma. Br J Haematol 101 : 189-194, 1998
38) Shaughnessy J, Tian E, Sawyet J et al : High incidence of chromosome 13 deletion in multiple myeloma detected by multiprobe interphase FISH. Blood 96 : 1505-1511, 2000
39) Barlogie B, Shaughnessy J, Munshi N et al : Plasma cell myeloma, Williams Hematology. ed Beutler E et al, McGraw・Hill, Tokyo, pp 1279-1304, 2001
40) Neri A, Baldine L, Trecca D et al : p 53 gene mutations in multiple myeloma are associated with advanced forms of malignancy. Blood 81 : 128-135, 1993
41) Drach J, Ackermann J, Fritz E et al : Presence of a p 53 gene deletion in patients with multiple myeloma predicts for short survival after conventional-dose chemotherapy. Blood 92 : 802-809, 1998
42) Teoh G, Urashima M, Ogata A et al : MDM 2 overexpression promotes proliferation and survival of multiple myeloma cells. Blood 90 : 1982-1992, 1997
43) Ng MNHL, Chung YF, Lo KW et al : Frequent hypermethylation of p 16 and p 15 genes in multiple myeloma. Blood 89 : 2500-2506, 1997
44) Wong IHN, Ng MNHL, Lee JCK et al : Transcriptional silencing of the p 16 gene in human myeloma-derived cell lines by hypermethylation. Br J Haematol 103 : 168-175, 1998
45) Neri A, Murphy JP, Cro L et al : RAS oncogene mutation in multiple myeloma. J Exp Med 170 : 1715-1725, 1989
46) Ernst TJ, Gazdar A, Ritz J et al : Identification of a second transforming gene, RASN, in a human multiple myeloma line with a rearranged c-MYC allele. Blood 72 : 1163-1167, 1988
47) Liu P, Leong T, Quam L et al : Activating mutations of N-and K-ras in multiple myeloma show different clinical associations : analysis of the Eastern Cooperative Oncology Group phase III trial. Blood 88 : 2699-2706, 1996
48) Bakkus NH, Heirman C, Van Riet I et al : Evidence that multiple myeloma Ig heavy chain VDJ genes contain somatic mutations but show no intraclonal variation. Blood 80 : 2326-2335, 1992
49) Vesico RA, Cao J, Hong CH et al : Myeloma Ig heavy chain V region sequences reveal prior antigenic selection and marked somatic mutation but no intraclonal diversity. J Immunol 155 : 2487-2497, 1995
50) Chesi M, Brents LA, Ely SA et al : Activated fibroblast growth factor receptor 3 is an oncogene that contributes to tumor progression in multiple myeloma. Blood 97 : 729-

736, 2001
51) Avet-Loiseau H, Li JY, Morineau N et al：Monosomy 13 is associated with the transition of monoclonal gammopathy of undetermined significance to multiple myeloma. Blood 94：2583-2589, 1999

IV. 骨髄腫の分類

　本症の分類は現在進行中の International Myeloma Prognostic Index Working Group によるもの，M 蛋白の種類，骨髄腫細胞の形態を基準にして分類する方法などがある。

A. International Myeloma Prognostic Index Working Group による分類

1. 多発性骨髄腫 multiple myeloma

　表2の条件に当てはまる病態で，骨髄腫細胞が主に骨髄で結節性に，さらにそれらが融合して瀰漫性に増殖する。

2. くすぶり型多発性骨髄腫 smo(u)lderring multiple myeloma（asymptomatic myeloma）

　1．の active myeloma と対照的に，多発性骨髄腫の基準を満たしながら臓器障害を伴わず症状の進展がないもの。Kyle ら[1]が提唱した病態（表3）より少し幅広い。

表2 多発性骨髄腫（活動性の）の診断基準

- M-protein in serum and/or urine
- Bone marrow plasmacytosis or plasmacytoma (? >10% plasma cells)
- End organ damage*
  *End Organ Damage (related to the plasma cell proliferative process)
    - Anemia : hemoglobin 2 g/dL below normal or hemoglobin <10 g/dL
    - Bone : serum calcium >1 mg/dL above normal or >11 mg/dL ; new lytic lesions or osteoporosis with compression fractures
    - Renal : creatinine >2 mg/dL
    - Other : hyperviscosity, recurrent bacterial infections

表3 くすぶり型多発性骨髄腫

骨髄形質細胞	>10% 異型形質細胞
血清M成分	>3 g/dl 無治療で5年以上不変
尿中 Bence Jones 蛋白	0〜0.5 g/日（1例のみ陰性）
正常免疫グロブリン減少	
貧血	(−)
高 Ca 血症	(−)
骨融解像	(−)
骨髄形質細胞標識率	0%
腎障害	(−)

3．骨の孤立性形質細胞腫 solitary plasmacytoma of bone SPB

1）概念と診断

　形質細胞の単クローン性増殖による1個所のみの骨破壊像をいう。病変の数が問題で、骨X線写真で1個所と見られたものが、MRIで2個所以上になることもある。たとえばLiebrossら[1]によると、骨X線写真でSPBと診断された8人の患者の内7人が多発性骨髄腫に進展したのに対し、MRIでSPBと診断された7人の内僅か1人が骨髄腫に進展したという。

　したがってSPBの診断は、骨X線写真のみならずMRIを行い、貧血、高カルシウム血症、腎障害など骨髄腫を思わせる全身症状がなく、少量のM蛋白とその他の免疫グロブリン値が正常である事などを見て行われる。次項で述べる髄外性形質細胞腫 EMP とは罹患年齢（SPB 53歳，EMP 59歳），男女比（SPB 3：2, EMP 3：1），経過（有意ではないが EMP の方が経過が長い）などの点で異なる疾患単位と考えられている[2]。形質細胞系腫瘍の5%未満を占める。

表 4 孤立性形質細胞腫 114 例の原発部位[2]

胸椎	34 例
腰椎	17
頸椎	5
仙骨	5
骨盤	10
肋骨	8
大腿骨	7
胸骨	7
鎖骨	5
下顎骨	5
肩甲骨	5
頭蓋骨	4
その他	2

2）病態

　男女比は 3：2。平均罹患年齢は 53 歳で骨髄腫に比べ 10 歳以上若い。

　いずれの骨も侵されるが，脊椎骨が最も多く，Bataille ら[3]によると 53.5％と過半数を占め（胸椎が最も多く 29.8％），次いで骨盤，肋骨と続く（**表 4**）。症状は骨破壊による疼痛で，脊椎骨の場合，脊髄や神経根を圧迫して痛みを生じる。

　血清蛋白電気泳動で 24〜70％の患者に M 蛋白が認められるが，病巣が小さく M 蛋白も微量な患者には免疫固定法による検査が行われる。

3）治療

　以前は上，下肢切断を含む徹底的な外科的処置が取られたが，最近では椎弓切除術など外科的処置を必要とする患者を除き局所放射線照射がまず行われる。照射量は 40〜50 Gy で，疼痛の消失，M 蛋白量の低下が見られるが，カルシウムの再沈着はほとんどの例で見られない[4]。化学療法は照射に抵抗性のもの，照射後再発例に適応となる。再発防止に骨髄腫の 20％に有効なインターフェロンの投与が考慮されている[5]。

4）予後

　平均 2〜3 年で再発する。新病変は骨に多く，軟部組織に見られる事はまれである。ほぼ 50％の症例が多発性骨髄腫に移行し，多発性骨髄腫の前駆病変と考える向きもある[6]。多発性骨髄腫となった場合，大抵腫瘍量が少なく，化学療法に良く反応し生存期間も長い。したがって SPB の平均生存期間は 10 年くらいと報告されている[7]。

　（以上，著者名のない記述は Wiltshaw[7]の論文によった）

4．髄外性形質細胞腫 extramedullary plasmacytoma EMP

1）定義

髄外性形質細胞腫 EMP とは髄外の主に軟部組織に形成される形質細胞腫をいい，通常骨髄腫でみられる骨髄より連続して髄外に形成される形質細胞腫を含めない。

Woodruff ら[8]によると，形質細胞系腫瘍の 4％くらいに認められる。

2）分類・staging

原発部から進展のないものを stage 1，所属リンパ節に浸潤したものを stage 2，遠隔転移したものを stage 3 と呼んでいる。

3）病態

男女比は 3：1 で男性に多い

罹患年齢（図8）は 40歳以下が 15％，51～60歳にピークがあり，70％の患者が 51～70歳に含まれる。Knowling ら[2]は平均罹患年齢 59歳と孤立性形質細胞腫の 50歳より高年齢層に傾いていることを報告し，Shih ら[9]も同様に 63歳，54歳の平均罹患年齢を報告している。罹患部位（表5）として，鼻咽頭，副鼻腔，鼻腔，中咽頭，扁桃など上気道に圧倒的に多く 76％を占め，次いで肺を含め下気道に 6％，リンパ節と脾，胃腸管に 4％，皮膚ないし皮下(図9)，甲状腺にそれぞれ 3％みられる。まれに腟，乳房，膵，唾液腺，精巣などにみられる。上気道にみられる例は病変が限局性である事が多く，その他の部位に発生したものは広範囲の広がりを見せる事が多い。Wooodruff ら[8]は骨髄腫で上気道に腫瘤を形成するものはまずないと考え，上気道を含め広く腫瘍が浸潤した例は stage 3 EMP と呼ぶべきだと述べている。

病変の広がりが見られる症例が 40％あり，広がりが骨にも及んでいる症例が 32％みられている。骨に浸潤が及んでいる 87症例を見ると，骨 X 線写真で 1 個所のみ病変を見る

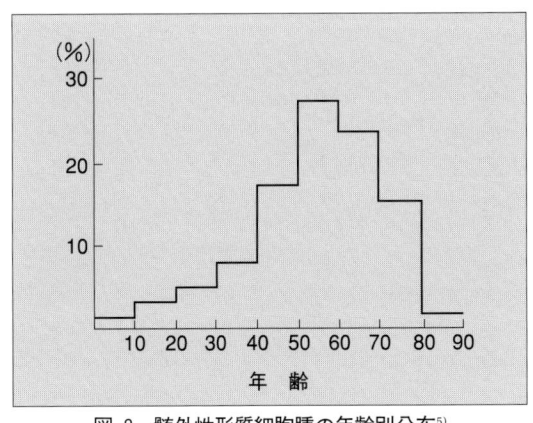

図 8　髄外性形質細胞腫の年齢別分布[5]

表 5　髄外性形質細胞腫の罹患部位[5]

罹患部位	症例数（％）
上気道	174 (76)
下気道，肺	13 (6)
リンパ節，脾	10 (4)
皮膚，皮下組織	6 (3)
胃腸管	8 (4)
甲状腺	7 (3)
精巣	2 (1)
その他	8 (4)
計	228(100)

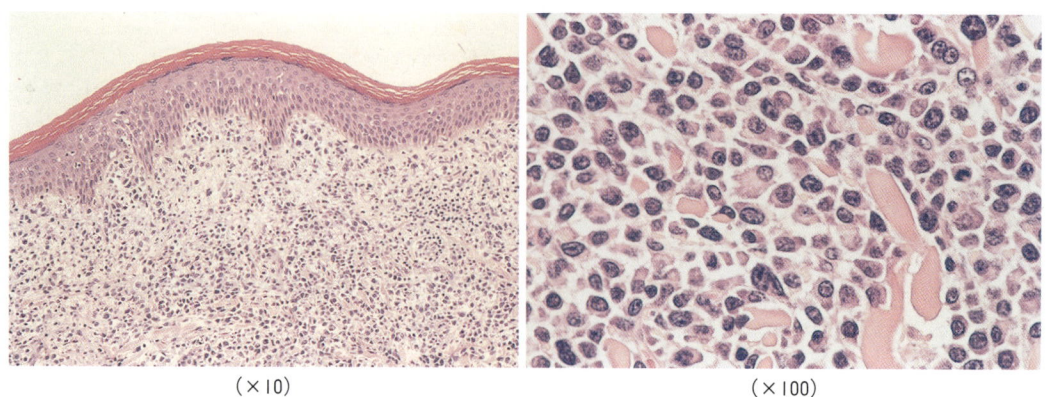

(×10) (×100)

図 9 皮下形質細胞腫
真皮に形質細胞様細胞の浸潤を認める。

もの 22 例,数箇所に見るもの 46 例,骨髄腫と見間違う多数箇所にみられるもの 19 例となっている。概して,造血が盛んでない骨に病変が見られる事が多い。

骨 X 線で浸潤像が見られる症例であっても,胸骨,腸骨の骨髄穿刺で形質細胞の浸潤が見られる症例はわずかで,stage 3 の 93 例中 10 例のみで,stage 1,2 の 161 例では全例に認められなかった。

症状は病変の所在に応じて見られ,鼻出血,鼻閉,頬部腫脹,喉の違和感,嚥下障害などが,小腸の EMP による腹痛などが見られる。

血清中 M 蛋白が認められる症例は 1 例を除きすべて stage 3 の症例で,全例に電気泳動,免疫電気泳動を行っている Shih ら[9]の報告によると,EMP で 60%,孤立性形質細胞腫で 36% に M 蛋白が見られたという。

4）診断と鑑別診断

腫瘍の生検により確定診断される。骨髄腫ないし類縁疾患でないことを証明するため,骨髄穿刺・生検,血清や尿蛋白電気泳動,脊椎,肋骨,頭蓋骨などの X 線撮影を行う。診断の決め手は骨髄穿刺像や生検像であるが,観察範囲が広い事と,これは特に骨髄腫で特徴的なことであるが,初期像として形質細胞が集族して散在性にあるので,その観察には生検像がより適している。

骨髄腫と異なる点をあげると,1. 初発症状が上気道腫瘍にほぼ限られていること,2. 転移が軟部組織に見られる事が多い,3. 骨に転移する場合でも骨髄腫と異なり休止期骨髄（黄色髄）に浸潤し,骨髄を広く覆うことがない,4. 局所療法後の生存期間が長い,5. 浸潤が広く及んでも積極的に治療することで骨髄腫より長く生きられる,などの諸点があげられる。

5）治療と予後

EMP の治療法として外科的切除,局所放射線照射,化学療法があり,そのいずれかを

単独ないし組み合わせて治療されている。手術や照射を単独に行った場合の再発率は34～40%でほぼ等しく，両者を併用すると再発率を16%まで下げられるというが，観察期間を長くすると必ずしもそうでない。Mendenhall ら[10]は40 Gy以上の照射量で94%の患者がコントロールできるのに対し，40 Gy未満だと69%しかコントロールできないと述べている。Knowling ら[2]は上気道のEMPで頸部リンパ節腫脹が見られる場合，リンパ節も照射野に含めるべきだと述べている。

放射線に感受性を有しない例，あるいは再発例に対してアルキル化剤を含む化学療法が行われる。ほぼ半数の例で完全寛解が，1/3 くらいの症例で不完全寛解が得られる。

Shih[9]は，無病5年生存率はEMPで79%，孤立性形質細胞腫で58%と，有意ではないが（p＝0.53）EMPの生存期間の長いことを述べている。Knowling ら[2]は，平均生存期間100.8ヵ月，多発性骨髄腫に移行したものは25人中2人と報告している。EMP 11例の剖検報告を見ると，関連のない病因で死亡した3例で形質細胞腫は認められず，多発性の軟部形質細胞腫で死亡した3例で骨髄に浸潤が認められ，残り5人は多発性軟部形質細胞腫で死亡している。（以上，著者名のない記述はWiltshaw[7]の論文によった）

5．monoclonal gammopathy of undetermined significance （MGUS）

1966年Kyle[11]は "Benign" monoclonal gammopathy；a potential malignant condition?の論文の中で18年後に骨髄腫に移行した症例を掲げ，benignの名に疑問符を付した。Osserman & Takatsuki[12]も骨髄腫ないし形質細胞に移行した同様な症例をmonoclonal gammopathy of unknown etiologyと命名した。Kyle ら[13-15]は241例の"Benign" monoclonal gammopathyを平均22年間観察し，その24%がリンパ増殖性疾患や骨髄腫に移行したことを述べ，これらの病態の予後が必ずしも良好でないこと，さらにM蛋白の出現の意義が明らかでないことなどからmonoclonal gammopathy of undetermined significance MGUSと命名した。

1）MGUSの見られる疾患

MGUSにはM蛋白の出現以外何の症状の見られないものやM蛋白出現の意義が説明できないようないろいろな疾患が含まれる。Kyle[13]の241例の初診時の疾患名を**表6**に示す。炎症の内訳は不明熱4人，静脈炎3人，慢性腸炎2人，スプルー1人，悪性腫瘍の内訳は急性白血病1人，その他カポジー肉腫，結合組織病としてリウマチ性関節炎，強直性脊椎炎，全身性エリテマトーデス，強皮症などがある。神経疾患として5名の手根管症候群，1名のギランバレー症候群，良性腫瘍として甲状腺腫，大腸ポリープがあり，血液疾患として原発性骨髄線維症2名，ITP 2名，そのほかvon Willebrand病，赤芽球癆，骨髄増殖性疾患，特発性好中球減少症などがある。内分泌疾患として甲状腺機能亢

表 6 MGUS がみられる疾患 (Kyle)

疾患	人数	(%)
疾患なし	62	26
心・脳血管障害	31	13
炎症	26	11
悪性腫瘍	16	7
膠原病	14	6
神経疾患	15	6
良性腫瘍	8	3
造血器疾患	9	3.5
内分泌疾患	9	3.5
その他	51	21
計	241	100

進症3名，骨粗鬆症3名，その他クッシング症候群，ターナー症候群，ファンコニー症候群など，その他の疾患として神経症，過呼吸症候群，十二指腸潰瘍，下血，掻痒症，糖尿病，黄色腫などがある。

2）病　態

表面形質の解析により MGUS に2種類の形質細胞群のあることが明らかにされた。一つは CD $38^{+++}19^+56^{±--}$ の細胞群で全形質細胞の $33±31％$ を占め，他は CD $38^+19^-56^{+++}$ の細胞群で全形質細胞の $67±31％$ を占める。細胞内免疫グロブリンの軽鎖の片寄り，FACS による DNA 量測定や細胞表面抗原解析，PCR 増幅後の電気泳動所見より，前者がポリクローナルな形質細胞群，後者が単クローン性の腫瘍細胞群であることが明らかにされた。前者が正常な形質細胞と同じ表面形質を有するのに対し，後者は骨髄腫細胞と同じ表面形質を有する。ポリクローナルな形質細胞の比率は骨髄腫で低く，全形質細胞の3％以上認められる例は骨髄腫で3％，MGUS では98％の患者に認められ有力な鑑別点となる[16,17]。

免疫グロブリン重鎖の可変部の一部をコードする遺伝子 complementarity-determining region 3 CDR 3 の解析とクラススイッチの有無を見て，B 細胞の分化段階を知る。この方法によると MGUS 7例中3例で CDR 3 部に体細胞突然変異が見られ，骨髄腫ではクローン化を終えているが，MGUS ではまだクローン化せず変異原の影響下にあるような遺伝子配列（intraclonal variation）が見出されている。これは MGUS の免疫グロブリン産生細胞がメモリーB 細胞の段階に相当することをしめすもので，リンパ節の胚中心にあって絶えず分裂している，骨髄腫細胞に至る前段階にある細胞と推察される[18]。

FISH 法によると MGUS の形質細胞にも骨髄腫細胞と同様の染色体異常が見られるが，これについては後述する。

Bataille ら[19]は骨生検材料を用いて骨表面の障害程度と破骨細胞数を測定し，MGUS

の方が有意に骨破壊の少ない事を報告している。

4) MGUS の malignant transformation

Kyle の 241 例の MGUS の 20 年から 35 年（平均 22 年）の観察によると，group 1（M 蛋白不変群）のままで推移する例が 19%，group 2（M 蛋白が 50% 以上上昇）10%，group 3（骨髄腫ないし類縁疾患以外の死亡例）47%，group 4（骨髄腫ないし類縁疾患，リンパ増殖性疾患）となったもの 24% となっている。

ちなみに 5 年目，10 年目の group 4 の頻度は 11%，19% で，時間が経つほど骨髄腫ないし類縁疾患に移行していく症例が増えている。MGUS が骨髄腫になるのに 2〜29 年（平均 10 年）を要しているが，39 人のうち 5 人は 20 年以上要している。MGUS が骨髄腫になるまでの平均像をみると，8 年間の安定した状態を経て，3 年くらいかけて骨髄腫となるもの，1 年くらいで急速に骨髄腫となるもの，M 蛋白の増減を繰り返し次第に骨髄腫に進展していくものなどいろいろである。骨髄腫に移行した症例とそうでない症例とで MGUS の時期，これを鑑別できるパラメータがあるかどうか検討されたが，明らかにされなかった。

Carter ら[20]は平均 61 ヵ月の観察で 6.2% に骨髄腫への進展が見られたことを述べ，Blade ら[21]は平均 56 ヵ月の観察で 10.2% の悪性変化を報告している。Axelsson[22,23]のいわゆる M 蛋白を有する"健常者"の 20 年後の追跡報告では，4.7% の人が骨髄腫および悪性リンパ腫に移行したことを述べている。MGUS が骨髄腫ないしその類縁疾患に移行する頻度は，観察期間と母集団の内容で決められているようで，観察期間が長いほど，また M 蛋白を有する"健常人"より医療施設における患者群のほうが移行する率が高い。

Kyle は MGUS の定義として骨髄中の形質細胞の比率が 10% 以内，血中正常免疫グロブリン値が正常ないし正常値未満（20〜30% が正常値未満），M 蛋白量が group 3 を除き 3 g/dl 以内としたが，Carter ら，Blade らの MGUS の定義はより flexible で M 蛋白が 3 g/dl 以上，骨髄中の骨髄腫細胞が 10〜20% であってもよいとしている。

最近の Baldini ら[24]の報告では MGUS と MGUS の定義を満たしながらさらに骨髄中の形質細胞が 10〜30% の monoclonal gammopathy of borderline significance (MGBS) とを比較し，MGBS のほうが予後の悪いことを述べている。すなわち 335 例の MGUS を平均 70 ヵ月追跡して 23 例（6.9%）に，51 例の MGBS を平均 53 ヵ月追跡して 19 例（37%）に骨髄腫および類縁疾患の進展をみている。Baldini らは 242 例の IgG 型 MGUS が骨髄腫ないしその類縁疾患に進展するか否かを M 蛋白量，尿中 BJP の有無，正常免疫グロブリンの減少程度，骨髄中の形質細胞の割合などからみているので，その結果を図 10 に示す。M 蛋白 > 1.9 g/dl，BJP 陽性，1 系統以上の正常免疫グロブリンの低値，骨髄中の形質細胞 > 10% で，悪性化する確率が有意に高くなっている。

5) 染色体・遺伝子異常ーMGUS 概念の消失？

従来の染色体検査で明らかにされなかった MGUS のクローン化された形質細胞の染

表7 骨髄腫における蛋白型の頻度 (%)

蛋白型		自験例 97例		今村[44] (1980) 313例		Alexanian[45] (1970) 134例	
IgG	κ	33.0	} 57.7	32.6	} 54.6	35.1	} 50.8
	λ	24.7		22.0		15.7	
IgA	κ	12.4	} 21.6	8.3	} 16.6	6.7	} 20.1
	λ	9.2		8.3		13.4	
BJP	κ	6.2	} 14.4	9.6	} 19.2	17.2	} 27.6
	λ	8.2		9.6		10.4	
IgD	κ	0	} 4.1	0.3	} 6.7		
	λ	4.1		6.4			
IgE	κ			0.3	} 0.3		
	λ			0			
無M成分型		1.0		1.0		1.5	
複M成分型		1.0		1.6			

C．骨髄腫細胞の形態による分類 (図11)

　骨髄穿刺標本ないし骨髄生検により得られた骨髄腫細胞の形態分類より骨髄腫を分類しようとする試みは古くからある[46]。たとえば最近 Bartl ら[47]は生検材料より得られた骨髄腫細胞を Marschalko 型，small 型，cleaved 型，polymorphous 型，asynchronous 型，blastic 型の6型に分類し，それぞれの細胞型が大部分を占める6型の骨髄腫の間に表8にみられるような浸潤様式や腫瘍量，繊維化の頻度，平均生存期間に差のあることを報告している。なお Bartl らの骨髄腫細胞の浸潤様式について図12に示した。

　橋本ら[48]は骨髄腫に関する長大な論文の中で骨髄腫細胞の異型性について述べている。彼らは骨髄腫剖検例54例を対象として大腿骨，上腕骨，胸骨，肋骨，胸腰椎骨，腸骨，頭蓋骨などの広範な骨髄検索を行い54例中10例に骨髄腫細胞の多形性や大小不同などの細胞異型性を認めた。しかしこのような細胞所見は同一例においても必ずしも骨髄全般にわたって平等に認められるものではなく，わずか3例で全般的に，他の7例では，単に一部の骨髄，すなわち結節形成部や細胞浸潤の高度な部のみに著明に認められ，浸潤の弱い部分ではほとんど認められなかったという。ただ橋本らの剖検材料はすべて既治療例であることに注意を要する。Bartl らを含め骨髄腫細胞の形態分類はすべて未治療例で行なわれている。しかし橋本らの論文を踏まえ Greipp ら[39]の細胞形態を基にした骨髄腫の分類をみると合理的である。骨髄穿刺標本により骨髄腫細胞を mature, intermediate, immature, plasmablastic の4型にわけ，骨髄腫を表9のように4型に分類した。各型の骨髄腫にみられる各型の骨髄腫細胞比率は多彩である (表10)。plasma-

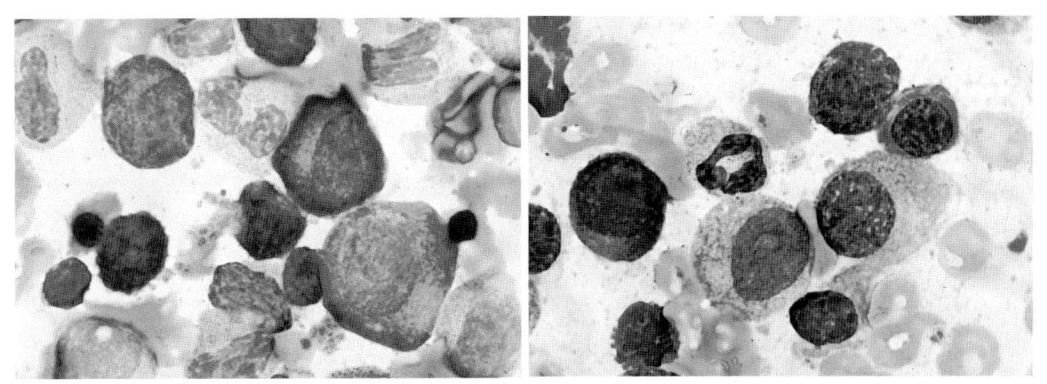

同一患者の骨髄像で場所により成熟型(左図)と未熟型(右図)がみられる．

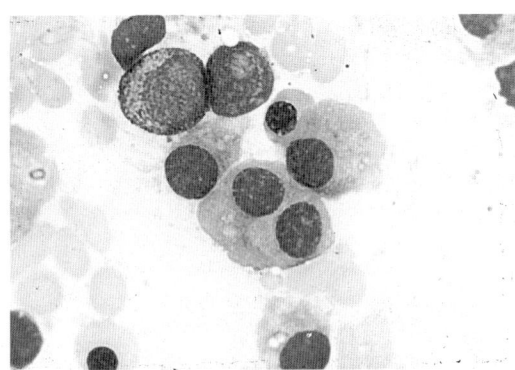

典型的な成熟型

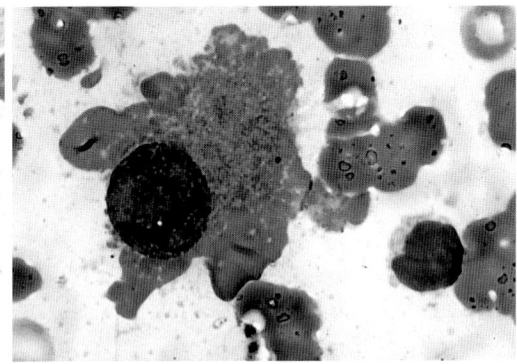

胞体が異常で flaming cell ?

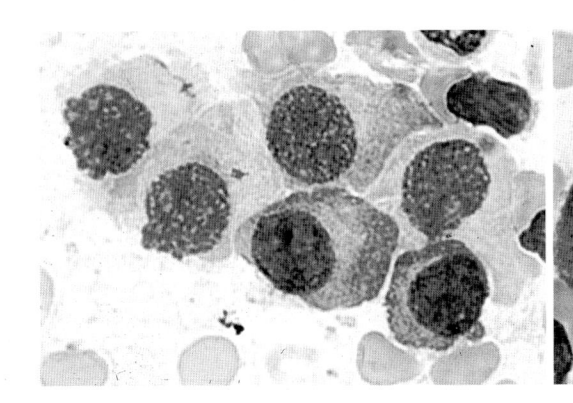

図 11　骨髄腫細胞

blastic 型と非 plasmablastic 型骨髄腫との間の平均生存期間に5％の危険率で有意差がみられている (5/35 カ月)。しかし Murakami ら[50]の追試報告によると平均生存期間に有意差がみられるのは immature＋plasmablastic 型骨髄腫とそれ以外の骨髄腫との間であって, plasmablastic 型と非 plasmablastic 型に有意差はなかったという。

表 8 細胞形態による骨髄腫分類と臨床症状 (Bartl)

	Marschalko	Small	Cleaved	Polymorphous	Asynchronous	Blastic
患者数	363	69	50	54	61	20
男/女	0.8	1.0	0.9	1.3	1.6	1.1
白血化 (%)	3	7	13	9	8	0
貧血 (Hb<8.5 g/dl)	7	18	18	24	21	50
Cr>2 mg/dl, %	15	21	33	23	18	30
Ca>12 mg/dl, %	6	12	11	17	7	20
骨融解 (X線, %)	40	55	38	46	53	50
浸潤様式						
interstitial	71	61	38	30	31	—
interstitial/sheets	10	23	18	7	10	—
interstitial/nodular	7	3	4	19	21	—
nodular	4	—	4	2	8	—
packed marrow	8	13	36	28	30	60
sarcomatous	—	—	—	4	—	40
Plasma cell mass (vol%)						
<20	56	34	22	13	12	—
20—50	36	52	42	52	54	40
>	9	15	36	35	34	60
coarse fibrosis (%)	4	3	20	24	7	60
平均生存期間(月)						
生検時から	38	44	18	20	19	8
発症時から	50	49	21	27	21	9

I. interstitial → interstitial/sheets → packed marrow. 50%の症例でみられる。
II. interstitial → interstitial/nodular → packed marrow. 40%の症例でみられる。
III. nodular → packed marrow. 10%の症例でみられる。

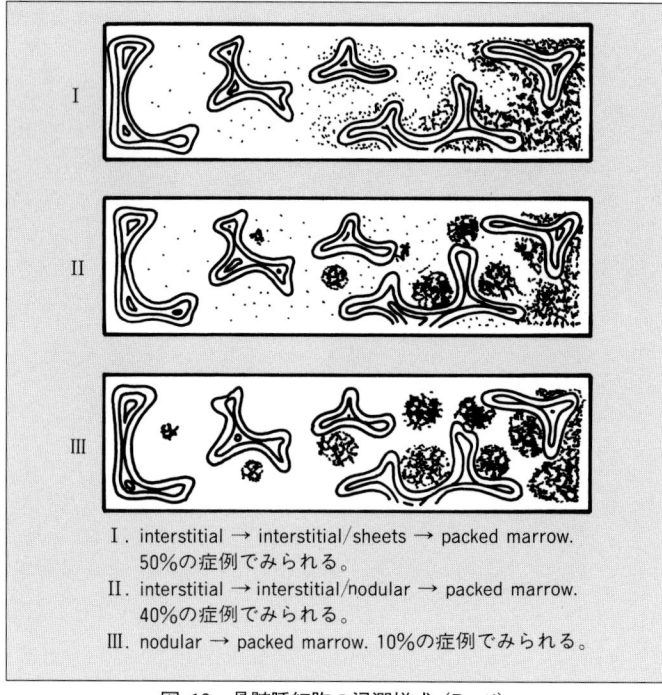

図 12 骨髄腫細胞の浸潤様式 (Bartl)

表 9 細胞形態による骨髄腫の分類（Greipp）

```
Mature myeloma
    >10% mature plasma cells
    <2% plasmablastic myeloma cells
    <13% immature myeloma cells
Intermediate myeloma
    Not fulfilling criteria for other types
Immature myeloma
    >12% immature myeloma cells
    <2% plasmablastic myeloma cells
    <10% mature myeloma cells
Plasmablastic myeloma
    ≥ 2% plasmablastic myeloma cells
```

表 10 Greipp の骨髄腫分類に含まれる各種骨髄腫細胞の比率(%)[37]

Myeloma Cell Type	Plasmablastic Myeloma	Immature Myeloma	Intermediate Myeloma	Mature Myeloma
Mature	2.7±3.0 (0-9)	3.1±3.7 (0-9)	4.1±3.7 (0-9)	25.8±15.9 (11-67)
Intermediate	72.8±11.3 (49-90)	72.2±10.4 (37-85)	89.4±5.6 (69-99)	70.7±14.3 (33-87)
Immature	20.9±11.2 (4-46)	25.3±12.2 (13-63)	5.8±3.5 (0-12)	3.5±3.3 (0-12)
Plasmablastic	3.9±2.3 (2-9)	0.2±0.5 (0-1)	0.2±0.4 (0-1)	0.1±0.3 (0-1)

　最近の Rajkumar ら[51]の自家末梢血幹細胞移植後の成績でも非 plasmablastic と plasmablastic 型との間で平均生存期間 24 カ月 vs 5 カ月（$p<0.001$），PFS 12 カ月 vs 4 カ月（$p<0.001$）とこれまでの成績と変わらない報告がされている。

　これまで多数報告された細胞形態を基にした骨髄腫分類と生存期間を一覧表にして示した（**表11**）。各報告者の内容を比較することは形態の分類基準や骨髄腫分類基準が異なるので意義はない。

表 11 骨髄腫細胞形態による骨髄腫の分類（まとめ）

報告者	報告年	骨髄	分類		患者数	平均生存期間(月)
Bayrd[46]	1948	穿刺	Grade 1 (mature)		7	>24
			Grade 2 (intermediate)		24	いろいろ
			Grade 3 (immature)		10	<12
Wutke[52]	1981	穿刺	Plasmacytic		127	40
		生検	Mixed		35	16
			Plasmablastic		32	10
Bartl[53]	1982	穿刺	Plasmacytic		149	32
		生検	Plasmablastic		71	8
Ludwig[54]	1982	穿刺	Plasmocytic		64	31
			Mixed		19	16
			Plasmoblastic		10	5
Fritz[55]	1984	穿刺	Myeloma morphology score	I	29	43
				II	28	31
				III	28	9
Greipp[49]	1985	穿刺	not Plasmablastic		85	35
			Plasmablastic		15	10
Bartl[47]	1989	生検	Marschalko		288	38
			Small		60	44
			Cleaved		43	21
			Polymorphous		43	20
			Asynchronous		47	19
			Blastic		20	8
Rajkumar[51]	1999		not Plasmablastic		54	24
			Plasmablastic		21	5

文献

1) Liebross RH, Ha CS, Cox JD et al：Solitary bone plasmacytoma：outcome and prognostic factors following radiotherapy. Int J Radiat Oncol Biol Phys 441：1063-1067, 1998
2) Knowling MA, Harwood AR, Bergsagel DE：Comparison of extramedullary plasmacytomas with solitary and multiple plasma cell tumors of bone. J Clin Oncol 1：255-262, 1983
3) Bataille R, Sany J：Solitary myeloma：clinical and prognostic features of a review of 114 cases. Cancer 48：845-851, 1981
4) Jyothirmayi R, Gangadharan VP, Nair MK et al：Radiotherapy in the treatment of solitary plasmacytoma. Br J Radiol 70：511-516, 1997
5) Dimopoulos MA, Goldstein J, Fuller L et al：Curability of solitary bone plasmacytoma. J Clin Oncol 10：587-590, 1992
6) Holland J, Trenkner DA, Wasserman TH et al：Plasmacytoma. Treatment results and conversion to myeloma. Cancer 69：1513-1517, 1992
7) Wiltshaw E：The history of extramedullary plasmacytoma and its relation to solitary

myeloma of bone and myelomatosis. Medicine 55：217-238, 1976
8) Woodruff RK, Malpas JS, White E：Solitary plasmacytoma II：Solitary plasmacytoma of bone. Cancer 43：2344-2347, 1979
9) Shih LY, Dunn P, Leung WM et al：Localised plasmacytomas in Taiwan：comparison between extramedullary plasmacytoma and solitary plasmacytoma of bone. Br J Cancer 71：128-133, 1995
10) Mendenhall CM, Thar TL, Million RR：Solitary plasmacytoma of bone and soft tissue. Int J Radiat Oncol Biol Phys 6：1497-1501, 1980
11) Kyle RA, Bayrd ED："Benign" monoclonal gammopathy：a potentially malignant condition? Am J Med 40：426-430, 1966
12) Osserman EF, Takatsuki K：Plasma cell myeloma：gammaglobulin synthesis and structure. A review of biochemical and clinical data, with the description of a newly-recognized and related syndrome, "H-gamma-2-chain" (Franklin's) disease. Medicine 42：375-384, 1963
13) Kyle RA：Monoclonal gammopathy of undetermined significance, natural history in 241 cases. Amer J Med 64：814-826, 1978
14) Kyle RA："Benign" monoclonal gammopathy-after 20 to 35 years of follow-up. Mayo Clin Proc 68：26-36, 1993
15) Greipp PR, Lust JA：Pathogenetic relation between monoclonal gammopathy of undetermined significance and multiple myeloma. Stem cells 13（Suppl 2）：10-21, 1995
16) Harada H, Kawano MM, Huang N et al：Phenotypic difference of normal plasma cells from mature myeloma cells. Blood 81：2658-2663, 1993
17) Ocqueteau M, Orfao A, Almeida J et al：Immunophenotypic characterization of plasma cells from monoclonal gammopathy of undetermined significance patients. Implications for the differential diagnosis between MGUS and multiple myeloma. Am J Path 152：1655-1665, 1998
18) Sahota SS, Leo R, Hamblin TJ et al：Ig VH gene mutational patterns indicate different tumor cell status in human myeloma and monoclonal gammopathy of undetermined significance. Blood 87：746-755, 1996
19) Bataille R, Chappard D, Basle MF：Quantifiable excess of bone resorption in monoclonal gammopathy is an early symptom of malignancy：a prospective study of 87 bone biopsies. Blood 87：4762-4769, 1996
20) Carter A, Tatarsky I：The physiopathological significance of benign monoclonal gammopathy：a study of 64 cases. Br J Haematol 46：565-574, 1980
21) Blade J, Lopez-Guillermo A, Rozman C et al：Malignant transformation and life expectancy in monoclonal gammopathy of undetermined significance. Br J Haematol 81：391-394, 1992
22) Axelsson U, Bachmann R, Hallen J：Frequency of pathological proteins (M-components) in 6995 sera from an adult population. Acta Med Scand 179：235-247, 1966
23) Axelsson U：A 20-year follow-up study of 64 subjects with M-components. Acta Med Scand 219：519-522, 1986
24) Baldine L, Guffanti A, Cesana BM et al：Role of different hematologic variables in defining the risk of malignant transformation in monoclonal gammopathy. Blood 87：

912-918, 1996
25) Drach J, Angerler J, Schuster J et al : Interphase fluorescence in situ hybridization identifies chromosomal abnormalities in plasma cells from patients with monoclonal gammopathy of undetermined significance. Blood 86 : 3915-3921, 1995
26) Zandecki M, Obein V, Bernardi F et al : Monoclonal gammopathy of undetermined significance : chromosome changes are common finding within plasma cells. Br J Haematol 90 : 693-696, 1995
27) Calasanz MJ, Cigudosa JC, Odero MD et al : Cytogenetic analysis of 280 patients with multiple myeloma and related disorders : primary breakpoints and clinical correlations. Genes Chromosomes Cancer 18 : 84-93, 1997
28) Zandecki M, Lai JL, Genevieve F et al : Several cytogenetic subclones may be identified within plasma cells from patients with monoclonal gammopathy of undetermined significance, both at diagnosis and during the indolent course of this condition. Blood 90 : 3682-3690, 1997
29) Gernone A, DAmmacco F : Molecular alterations of IL 6-R, lck, and c-myc genes in transforming monoclonal gammopathies of undetermined significance. Br J Haematol 93 : 623-631, 1996
30) Avet-Loiseau H, Facon T, Daviet A et al : 14 q 32 translocations and monosomy 13 observed in monoclonal gammopathy of undetermined significance delineate a multistep process for the oncogenesis of multiple myeloma. Cancer Res 59 : 4546-4550, 1999
31) Shaughnessy Jr S, Tian E, Sawyer J et al : High incidence of chromosome 13 deletion in multiple myeloma detected by multiprobe interphase FISH. Blood 96 : 1505-1511, 2000
32) Tricot G, Barlogie B, Jagannath S et al : Poor prognosis in multiple myeloma is associated only with partial or complete deletions of chromosome 13 or abnormalities involving 11 q and not with other karyotype abnormalities. Blood 86 : 4250-4256, 1995
33) Perez-Simon JA, Garcia-Sanz R, Tabernero MD et al : Prognostic value of numerical chromosome aberrations in multiple myeloma : a FISH analysis of 15 different chromosomes. Blood 91 : 3366-3371, 1998
34) Seong C, Delasalle K, Hayes K et al : Prognostic value of cytogenetics in multiple myeloma. Br J Haematol 101 : 189-195, 1998
35) Avet-Loiseau H, Li JY, Morineau N et al : Monosomy 13 is associated with the transition of monoclonal gammopathy of undetermined significance to multiple myeloma. Blood 94 : 2583-2589, 1999
36) Desikan R, Barlogie B, Sawyer J et al : Results of high-dose therapy for 1000 patients with multiple myeloma : durable complete remissions and superior survival in the absence of chromosome 13 abnormalities. Blood 95 : 4008-4010, 2000
37) Zojer N, Konigsberg R, Ackermann J et al : Deletion of 13 q 14 remains an independent adverse prognostic variable in multiple myeloma despite its frequent detection by interphase fluorescence in situ hybridization. Blood 95 : 1925-1930, 2000
38) Facon T, Avet-Loiseau H, Guillerm G et al : Chromosome 13 abnormalities identified by FISH analysis and serum β 2-microglobulin produce a powerful myeloma staging system for patients receiving high-dose therapy. Blood 97 : 1566-1571, 2001

39) Kyle RA, Beard CM, O'Fallon M et al : Incidence of multiple myeloma in Olmsted County, Minnesota : 1978 through 1990, with a review of the trend since 1945. J Clin Oncol 12 : 1577-1583, 1994
40) Smadja NV, Fruchart C, Isnard F et al : Chromosomal analysis in multiple myeloma : cytogenetic evidence of two different diseases. Leukemia 12 : 960-969, 1998
41) Konigsberg R, Ackermann J, Kaufmann H et al : Deletions of chromosome 13 q in monoclonal gammopathy of undetermined significance. Leukemia 14 : 1975-1979, 2000
42) Pruzanski W, Underdown B, Silver EH et al : Macroglobulinemia-myeloma double gammopathy. Am J Med 57 : 259-266, 1974.
43) 藤井 浩, 加納 正：非分泌型骨髄腫－自験例の紹介と文献的考察．臨床血液 18：786-800, 1977.
44) 今村幸雄：異常免疫グロブリン症B：骨髄腫, 新版日本血液学全書8, 血漿蛋白と免疫グロブリン．丸善，東京，331-371，1980.
45) Alexanian R : A nine-year experience with melphalan therapy at the M. D. Anderson Hospital : Leukemia-lymphoma, multiple myeloma. Year Book Medical Publisher, Chicago, 305, 1970.
46) Bayrd ED : The bone marrow on sternal aspiration in multiple myeloma. Blood 3 : 987-1018, 1948.
47) Bartl R, Frisch B, Fareh-Moghadam A et al : Histological classification and staging of multiple myeloma : A retrospective and prospective study of 674 cases . Am J Clin Pathol 87 : 342-355, 1989
48) 橋本美智雄, 橋本紀三：多発性骨髄腫の病理：第一編多発性骨髄腫剖検例54例の骨髄ならびに骨所見．九血会誌 12：84-149, 1962.
49) Greipp PR, Raymond NM, Kyle RA et al : Multiple myeloma : Significance of plasmablastic subtype in morphological classification. Blood 65 : 305-310, 1985.
50) Murakami H, Nemoto K, Sawamura M et al : Prognostic relevance of morphological classification in multiple myeloma. Acta Haematol 87 : 113-117, 1992.
51) Rajkumar SV, Fonseca R, Lacy MQ et al : Plasmablastic morphology is an independent predictor of poor survival after autologoys stem-cell transplantation for multiple myeloma. J Clin Oncol 17 : 1551-1557, 1999
52) Wutke K, Varbiro M, Rudiger KD et al : Cytological and histological classification of multiple myeloma. Haematologia 14 : 315-329, 1981.
53) Bartl R, Frisch B, Burkhardt R et al : Bone marrow histology in myeloma : its importance in diagnosis, prognosis, classification and staging. Br J Haematol 51 : 361-375, 1982.
54) Ludwig H, Fritz E, Radaszkiewicz T : The prognostic relevance of morphologic classification of myeloma cells, Abstracts of the Intern Soc Haematol and Intern Soc Blood Transfusion. Budapest, Akademiai Nyomda p 179, M-342, 1982.
55) Fritz E, Ludwig H, Kundi M : Prognostic relevance of cellular morphology in multiple myeloma. Blood 63 : 1072-1079, 1984.

V. 骨髄腫の診断と病期分類

A. 診　断

　　自験例で，初発症状の発現より診断に至るまでの期間を見ると，骨髄腫と関係のない疾患で見いだされた即日のものから3年あまりにわたるものまである。3/4の症例は7ヵ月以内に診断されている。

　　ちなみに自験例22例の診断のきっかけを見ると，8例は入院時の一般検査（血清蛋白電気泳動，血沈亢進，赤血球連銭形成，多量の尿蛋白，血清総蛋白高値）で骨髄腫を疑われ，4例は整形外科医が骨X線像で骨粗鬆症や骨融解像から骨髄腫を疑い，4例は血液内科の特殊性を反映して貧血の精査で行う骨髄穿刺によって診断され，3例は不明である。残り3例は家庭医が診断したもので貧血と血沈亢進から，あるいは長期にわたる貧血と蛋白尿から，また蛋白尿と高蛋白血症から骨髄腫を疑っている。最近ではほぼルーチンで行われる血清蛋白電気泳動像から骨髄腫を疑うことが圧倒的に多い。

　　したがって，骨髄腫の診断は50歳以上の人で，長期の貧血があり，腰痛などの疼痛を訴え，尿蛋白陽性，腎障害，高度の血沈亢進などを見たとき骨髄腫を疑うことから始まる。

　　骨髄腫の確定診断は骨髄腫細胞を骨髄中に見いだせばよいが，これが容易でないこともある。

　　第一に，骨髄腫細胞を形質細胞から明確に区別できる形態学的特徴が知られていない

表 12 骨髄標本中に 5 ％以上の形質細胞を認めた症例（899 例中 29 例，3.2％）（中村公一ら，1968[15]）

骨髄腫	13	鉄欠乏性貧血	1
再生不良性貧血	5	エリテマトーデス	1
顆粒球減少症	3	硬皮症	1
マクログロブリン血症	1	腸腫瘍	1
急性骨髄性白血病	1	診断不明	1
Banti 症候群	1		

ため，骨髄腫と反応性に形質細胞が増加し形態的にも異常を示す疾患との鑑別が困難な場合がある（表 12）。しかしながら，一般的には骨髄像で 20％以上の形質細胞様細胞が見られ，異常は異常なりに比較的一様な形態学的特徴を持った細胞が主体をなしているときには骨髄腫と診断できる。この際，細胞表面抗原解析(CD 38 ゲーティング法。検査所見の項参照）を行うと，細胞の単クローン性増殖が認められる。

第二に，骨髄で骨髄腫細胞が結節性に増殖する傾向が強い場合，増殖部位に穿刺針が至らず骨髄腫細胞が得られない場合がある。こうした場合には繰り返し骨髄穿刺を行うか，生検によって解決する。

骨髄腫の有力な補助診断法として血中，尿中の M 蛋白の検出がある。しかし本疾患の 1～2％に，血清中あるいは濃縮尿中に M 蛋白の見られないいわゆる atypical myeloma があり，骨髄腫の診断を難しくする。こうした場合，骨髄穿刺，骨 X 線像などの諸所見を参考にして骨髄腫の診断をつけるが，剖検によらなければならないこともまれではない。atypical myeloma の場合と逆に，M 成分が見られるのに骨髄腫と診断を下すのに必要な十分な所見が得られない症例があり monoclonal gammopathy of undetermined significance MGUS と呼ばれている。骨髄腫の場合には M 成分の量が多く，治療しなければ着実に増加し，M 成分以外の免疫グロブリンが著しく減少するか，あるいは 60％の症例に BJP 尿が存在するなどの特徴がある。

現在，多くの検査室で尿蛋白の定性試験に蛋白誤差法による試験紙を用いているが，これらの検査で陽性所見を得るのはアルブミンで，BJP は探知しえない。これを検出するには従来から尿蛋白の検出に用いられているスルホサリチル酸法が必要となる（現状では，自動化可能なピロガロールレッド・モリブデン酸法が多くの検査室で行われている。この方法によると BJP の 40～80％が検出されるという）。逆にいえば，スルホサリチル酸法陽性で蛋白誤差法陰性なら BJP が疑わしいと言うことになる。

骨髄腫の骨破壊で特徴的なことは，破壊部位で骨硬化像や骨化反応がほとんど見られないことである。骨髄腫の骨変化と悪性腫瘍の骨転移，老人の骨粗鬆症，副甲状腺機能亢進症などの骨変化を鑑別する必要がある。

現在，骨髄腫の多くは表 13 に掲げるように Committee of Chronic Leukemia-

表 13　骨髄腫の診断基準 (Task Force)

大基準
　Ｉ．組織生検で形質細胞腫の証明
　Ⅱ．骨髄の形質細胞＞30%
　Ⅲ．アミロイド症を伴わない，IgG＞3.5 g/dl あるいは IgA＞2.0 g/dl の血清単クローン性免疫グロブリン増加，または 1.0 g/日以上の尿中 κ- あるいは λ-L 鎖排泄

小基準
　ａ．骨髄の形質細胞 10～30%
　ｂ．上記基準未満の単クローン性免疫グロブリンの存在
　ｃ．融解性骨病変
　ｄ．正常 IgM＜50 mg/dl，IgA＜100 mg/dl，または IgG＜600 mg/dl

明らかに進行性で症状を認める患者では下記のどれかが証明されれば診断は確実である。骨髄腫の診断には最低大基準一つ＋小基準一つあるいは a＋b を含む小基準 3 つが必要である。すなわち，
　1．Ⅰ＋b，　　Ⅰ＋c，　　Ⅰ＋d（Ⅰ＋a は不十分）
　2．Ⅱ＋b，　　Ⅱ＋c，　　Ⅱ＋d
　3．Ⅲ＋a，　　Ⅲ＋c，　　Ⅲ＋d
　4．a＋b＋c，　　a＋b＋d

表 14　骨髄腫の診断基準 (今村)

次の項目の 2 つ以上が認められなければならない。
（1）血清中に大量の単クローン性免疫グロブリン（M 成分）がみられる。
　　　IgG 型 M 成分　　　　　　　　＞2.0 g/dl
　　　IgA 型 M 成分　　　　　　　　＞1.0 g/dl
　　　IgD 型，IgE 型 M 成分　　　　＞0.2 g/dl
（2）尿中に大量（＞2.0 g/日）の BJP が認められる。
（3）他に原因となる疾患がなく，血清正常免疫グロブリン（IgG, IgA, IgM）がすべて明らかに減少している。
（4）骨髄穿刺あるいは骨髄生検で 10%またはそれ以上（細胞 200 個を算定）の形質細胞増加があり，しかも反応性形質細胞増加症を惹起しうる疾患が存在しないこと
（5）組織生検（骨髄，髄外腫瘤）で形質細胞の腫瘍性増殖像が認められる。
（6）末梢血に 500/mm³ 以上の形質細胞が認められる。
（7）原因不明で骨再生像を伴わない骨融解像，あるいは病的骨折が認められる。

Myeloma Task Force[1]の診断基準に従って診断されている。もちろんこの他 MD Anderson[2]，Durie[3]，Greipp[4]，Kyle，British Columbia Cancer Agency の診断基準，日本では今村[5]の診断基準（**表 14**）など多数の診断基準がある。

現在用いられている診断基準に血清，尿中の M 蛋白量，骨髄中の形質細胞様細胞の比率，骨融解などがあり，たとえば 1 カ所以上の骨融解と骨髄中 15%以上の形質細胞様細胞が見られ，3 g/dl 以上の血清 M 蛋白 and/or 1 日 150 mg 以上の BJP が見られれば容易に多発性骨髄腫と診断できるであろうし，骨髄中 5%未満の形質細胞様細胞，2 g/dl 未満の血中 M 蛋白と 1 日 50 mg 未満の BJP が見られ，正常免疫グロブリンの減少のない場合 MGUS と診断できよう。しかし Bartl ら[6]は多発性骨髄腫と診断された患者の 11%

は骨髄中骨髄腫細胞の比率が10%未満，またIgG型多発性骨髄腫のおよそ20%はM蛋白が3g/dl未満と言っている。Kyleら[7]もM蛋白量が3g/dl以上ありながら長期間安定しているM蛋白血症のあることを述べている。また骨融解は多発性骨髄腫の診断にとって重要な所見であるが，Durie & Salmonの臨床病期分類でstage 1の患者にはほとんど見られない。検診が広まり，医療が身近になるにつれ，従来の多発性骨髄腫の診断基準を満たさないいわゆるasymptomatic myelomaの全骨髄腫に対する比率が増えてきている（1972〜1986年14%，1987〜1990年34%）[8]。結局のところそうした微妙な病期にある骨髄腫の診断に従来の診断基準が答えられなくなってきているという事が言えよう。

　骨髄腫の病態生理が解明されていく中で多くのマーカーが多発性骨髄腫やasymtomatic myeloma，MGUSとの鑑別点となる事が明らかにされてきた。

　asymtomatic myelomaで，骨のMRIで異常を示すものは，異常の無い物に比べ予後の悪い事が言われている[9-11]。

　染色体・遺伝子異常についてはMGUSの項で述べたようにIgH遺伝子座の転座は骨髄腫でもMGUSでも多数見られるのに対して，13q領域の欠失はpost-MGUS MMで70%に見られるのに対し，MGUSでは21%にのみ見られ，有意差が認められている。

　サイトカインに関し，血中IL-6濃度の上昇が骨髄腫の35%に見られるのに対し，MGUSでは3%の患者に見られるのみである[12]。

　骨髄腫，MGUSとも血中にポリクロナールな形質細胞が見られるが，クローン化形質細胞を含め全形質細胞の3%以上認められるのはMGUSで98%，骨髄腫で3%とMGUSで圧倒的に多くの症例で見られる[13]。また血管新生に関わるmatrix metalloproteinase-2 mRNAや蛋白，血清中のVEGFの濃度は活動期の骨髄腫で高くMGUSで低いと言われている[14]。したがってこれらのマーカーを取り込んだ新しい診断基準によって鑑別は可能となろうが，煩雑さは避けられず，各病態の本質の解明が待たれる。

B．病期分類

　臨床病期分類の目的は①治療法の選択，②予後の推定，③他施設や異なった治療法との成績の比較にあるが，この目的にかなったものとしてHodgkin病に対するAnn Arborの臨床病期分類が最も有名である。骨髄腫でも1960年代後半頃より患者をpoor risk, good risk群に分けて治療効果を見ようとする動きはあった[16]。

　Durie & Salmon[17]は動物実験で腫瘍量とM蛋白量が比例することから，患者のM蛋白量やヘモグロビン濃度，カルシウム，骨病変から体内の骨髄腫細胞数を推定し，骨髄腫

表 15 骨髄腫の病期分類（Durie BGM ら，1975[17]）

	基　　準	骨髄腫細胞数 ($\times 10^{12}/m^2$)
stage I	次のすべての基準を満たす 　ヘモグロビン　　＞10 g/dl 　血清 Ca　　　　正常 　骨X線像　　　　正常または孤立性形質細胞腫 　M蛋白量 　　IgG　　　　　＜5 g/dl 　　IgA　　　　　＜3 g/dl 　　尿 BJP　　　　＜4 g/day	＜0.6（low）
stage II	stage I でも stage III でもない	0.6〜1.20（intermediate）
stage III	次の一つ以上の基準を満たす 　ヘモグロビン　　＜8.5 g/dl 　血清 Ca　　　　＞12 mg/dl 　骨X線像　　　　広範な骨融解像 　M蛋白量 　　IgG　　　　　＞7 g/dl 　　IgA　　　　　＞5 g/dl 　　尿 BJP　　　　＞12 g/day	＞1.20（high）
亜分類（A，B）	A：腎機能が正常に近い 　　（血清クレアチニン＜2.0 mg/dl） B：腎機能異常 　　（血清クレアチニン≧2.0 mg/dl）	

表 16　MRC の病期分類

I	Good prognosis：	BUC ≤ 8mM [Hb]＞100 g/l and minimal symptoms. or asymptomatic.
II	Intermediate：	All those not in I or III.
III	Poor prognosis：	[Hb] ≤ 75 g/l and restricted activity or BUC＞10 mM and restricted activity

を3病期に分類した(**表15**)。この病期分類は臨床的な重症度，治療に対する反応性，すなわち病期が進むほど奏功率が悪くなる，また生存期間に関連すると主張されている。たとえば Kyle[18] の報告でも stage I の平均生存期間は 60 カ月以上，stage II，III でおのおの 41 カ月，23 カ月となっている。一方多剤併用療法は stage I，II に比較し stage III に有効との成績が多く，病期の進行と奏功率とは必ずしも相関しない。

　英国の Medical Research Council (MRC)[19] は腫瘍量が予後因子として重要なことを認めながらなお他の因子，たとえば腫瘍細胞の性状などが予後に影響を与える可能性を考え，その一つとして腎障害を表す因子を含め**表16**のような病期分類を提唱した。

hydration 後の blood urea concentration (BUC), Hb, performance status (PS) ときわめて一般的な因子を用いていることが特徴で，またそうした誰でも利用できる因子を用いることがこの新しい病期分類を作る目的でもあった．good, intermediate, poor 各群に属する患者の比率は22％，56％，22％で，2年生存率は76％，50％，9％となっている．この病期分類により患者はバランスよく分布されるが，主観の入りやすい PS をパラメーターの一つとしている点に問題がある．

　Merlini, Waldenström ら[20]は初診時より完全に follow up できた患者を用い予後因子の解析をしている．IgG および Bence Jones 蛋白型骨髄腫では血清クレアチニン，カルシウム，骨髄中の骨髄腫細胞百分率が，IgA 型骨髄腫では Hb, カルシウム，血中M蛋白量が予後因子となりおのおの3病期に分類できると述べている．その中で血清クレアチニン値は生存期間と相関するが腫瘍量とは相関しないこと，また血清アルブミン値が予後と相関しない理由は骨髄腫の血清アルブミン濃度はM蛋白量に影響を受けホメオスターシスを受けているためとしている．

　Kelly ら[21]は Durie & Salmon の病期分類を用いると大部分の症例が stage III にかたよること，また骨病変は予後因子として弱く骨病変のみで stage III に分類すると予後に関する多数の情報が失われてしまうと述べている．Bladé ら[22]も同一施設の180人の患者の予後因子を多変量解析で求め，blood urea と血清アルブミン値により患者を2群に分けることができると報告した．同じ患者群を Durie & Salmon, Merlini-Waldenström-Jayabar, MRC の3病期分類でわけると，同じ blood urea をパラメーターとして用いている MRC の病期分類のみで有意な3群間の差が見られた．Durie ら[23]は新たに血中 β_2-microglobulin とアルブミン量を組合せ，アルブミン量が 3 g/dl 以下のものは poor risk 群で，3 g/dl 以上あっても β_2-microglobulin 濃度の高いものは intermediate であるという病期分類を提唱している．

　以上述べてきたようにさまざまな病期分類があるが，現在，最もひろく用いられているのは Durie & Salmon の臨床病期分類である．この分類の特徴は先にも述べたように腫瘍量を予後因子としている点でそれはそれで正しいと思われるが，問題は腎障害を軽視し，骨病変を重視している点であろう．そのため stage III に腎障害や骨病変，治療効果などの点でさまざまな患者が含まれることになって病期分類本来の目的が失われてしまう恐れのあることは臨床に携わるもの誰もが感じているところである．

文献

1) Chronic Leukemia-Myeloma Task Force, National Cancer Institute : Proposed guidelines for protocol studies. 2. Plasma cell myeloma. Cancer Chemother Rep 4 : 145-158, 1973
2) Alexanian R, Barlogie B, Dixon D : Prognosis of asymtomatic multiple myeloma. Arch

Intern Med 148：1963-1965, 1988
3) Durie BGM：Staging and kinetics of multiple myeloma. Semin Oncol 13：300-309, 1986
4) Grepp PR：Advances in the diagnosis and management of myeloma. Semin Haematol 29：24-45, 1992
5) 今村幸雄：骨髄腫. 癌の臨床 27：1067-1074, 1981
6) Bartl R, Frisch B, Willmanns W：Morphology of multiple myeloma. Myeloma：Biology and management. ed. Malpas et al. New York, Oxford University Press 82-123, 1995
7) Kyle RA：Diagnostic criteria of multiple myeloma. Hematol Oncol Clin North Am 6：347-358, 1992
8) Riccardi A, Gobbi PG, Ucci G et al：Changing clinical presentation of multiple myeloma. Eur J Cancer 27：1401-1405, 1991
9) Wisloff F, Andersen P, Andersson TR et al：Incidence and follow-up of asymptomatic multiple myeloma. Eur J Haematol 47：338-341, 1991
10) Dimopoulos MA, Moulopoulos A, Smith T et al：Risk of disease progression in asymptomatic multiple myeloma. Am J Med 94：57-61, 1993
11) Facon T, Menard JF, Michaux JL et al：Prognostic factors in low tumor mass asymptomatic myeloma. Am J Hematol 48：71-75, 1995
12) Barille S, Thabard W, Robillard N et al：Serum levels of interleukin 6, a potent myeloma cell growth factor, as a reflect of disease severity in plasma cell dyscrasias. J Clin Invest 84：2008-2011, 1989
13) Ocqueteau M, Orfao A, Almeida J et al：Immunophenotypic characterization of plasma cells from monoclonal gammopathy of undetermined significance patients. Implication for the differential diagnosis between MGUS and multiple myeloma. Am J Path 152：1655-1665, 1998
14) Vacca A, Ribatti D, Presta M et al：Bone marrow neovascularization plasma cell angiogenic potential and matrix metalloproteinese-2 secretion parallel progression of human multiple myeloma. Blood 93：3064-3073, 1999
15) 中村公一，綱島栄子，新谷松知子：形質細胞腫とまぎらわしい骨髄所見を呈した 4 症例. 臨床血液 9：733-738, 1968.
16) Carbone PP, Kellerhouse LE, Gehan EA：Plasmacytic myeloma-A study of the relationship of survival to various clinical manifestations and anomalous protein type in 112 patients. Am J Med 42：937-948, 1967.
17) Durie BGM, Salmon SE：A clinical staging system for multiple myeloma：Correlation of measured myeloma cell mass with presenting clinical features, response to treatment and survival. Cancer 36：842-854, 1975.
18) Kyle RA：Diagnostic criteria of multiple myloma. Hematol Oncol Clin North Am 6：347-357, 1992.
19) Medical Research Council's working party on leukemia in adults：Prognostic features in the third MRC myelomatosis trial. Br J Cancer 42：831-840, 1980.
20) Merlini G, Waldenström JG, Jayakar SD：A new improved clinical staging system for multiple myeloma based on analysis of 123 treated patients. Blood 55：1011-1019, 1980.
21) Kelly KA, Durie B, Maclennan IC：Prognostic factors and staging systems for multiple

myeloma : comparisons between the Medical Research Council studies in the United Kingdom and the Southwest Oncology Group studies in the United States. Hematol Oncol 6 : 131-140, 1988.
22) Bladé J, Rozman C, Cervantes F et al : A new prognostic system for multiple meyloma based on easily available parameters. Brit J Haematol 72 : 507-511, 1989.
23) Bataille R, Durie BGM, Grenier J et al : Prognostic factors and staging in multiple myeloma : A reappraisal. J Clin Oncol 4 : 80-87, 1986.

VI. 骨髄腫の病理

　多発性骨髄腫では，骨髄腫細胞が赤色髄内でびまん性にあるいは結節性に増殖し，骨梁は菲薄化している。おかされやすい骨として頭蓋骨，脊柱，肋骨，鎖骨，胸骨，骨盤ならびに軀幹に近い長管骨などがある。骨髄腫細胞の増殖による小結節の癒合と骨破壊の進行により punched out lesion, compression fracture, 骨の膨隆像など骨X線上でみられる骨変形が生じる。

　剖検時髄外浸潤を示す例は比較的多く，顕微鏡的浸潤まで含めると65〜70％の症例に達する。浸潤臓器としては脾（58％），リンパ節（41％），肝（34％）と造血臓器に多く，そのほか腎（35％），肺（9％），軟部組織，漿膜にも認められる。

　末梢血に少数の骨髄腫細胞がみられることはそうまれではないが(11.8％)，白血球百分率で10〜20％以上みられる場合，形質細胞性白血病と呼ぶ。

　（形質細胞腫について第Ⅳ章Aを，骨髄および骨髄腫細胞の病理について第Ⅳ章Cを，腎病理に関して第Ⅷ章Bを，骨病変に関して第Ⅷ章C，第Ⅸ章Fを参照）

VII. 骨髄腫の症候

A. 発症年齢

　　発症ないし診断時の年齢を自験例を基にして図13に示した。男性の場合60～64歳に，女性の場合70～74歳にピークがみられ，70歳以上で女性が男性を上回り，疫学の項でみたようにやはり女性の寿命の延長，即高危険群の増加を表している。

　　発症年齢が死亡時のものと比較し若年側に移行しているのは，骨髄腫の平均生存期間の延長を表現しているものと考えられる。

B. 初発症状ないし主訴

　　初発症状ないし主訴の頻度を表17に記した。疼痛が最も多く6割近くの患者が訴え，しかも大部分が腰痛で（疼痛の75%），そのほか胸・背痛などがある。疼痛は骨破壊や，腫瘤による神経組織の圧迫によって生じる。次いで顔色不良，労作時動悸，息切れなどの貧血症状（27.5%），全身倦怠，易疲労感（22.0%），体重減少（20%），易感染性，ことに気道感染を繰り返す（12.1%），腫瘤形成（4.4%），歯肉・鼻出血などの出血傾向（3.3%）がみられる。腰痛で発症するものが多く骨X線所見より骨髄腫が疑われ，整形

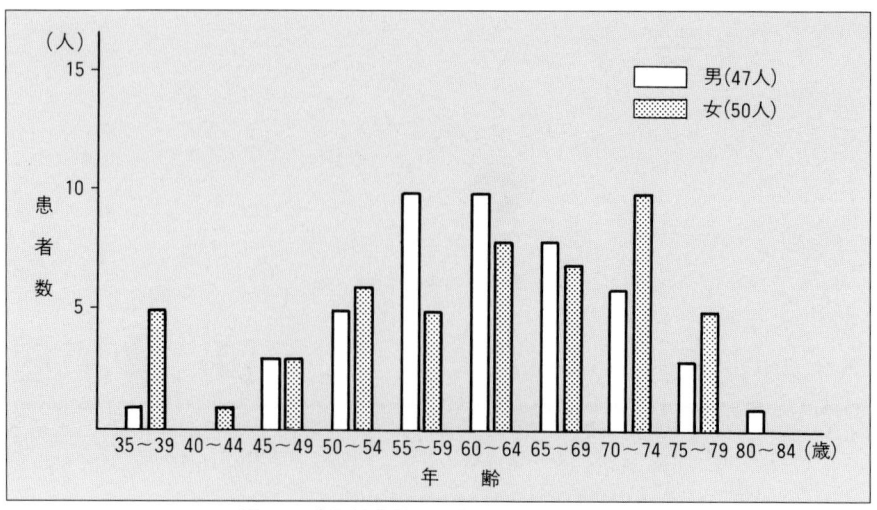

図 13　多発性骨髄腫の発症ないし診断年齢

表 17　多発性骨髄腫の初発症状ないし主訴の頻度
（未治療例）

症状・主訴	自験例	今村ら[1]
疼痛（腰・胸・背痛など）	58.2%	67.5%
貧血症状	27.5	18.6
めまい		4.0
動悸，息切れ		4.0
頭痛，頭重感		4.0
全身倦怠，易疲労感	22.0	5.5
蛋白尿	12.1	7.5
神経症状	12.1	
対麻痺	3.3	7.9
下肢脱力		3.2
易感染性	12.1	
咳		1.6
発熱		11.5
肺炎		2.4
食欲不振	12.1	5.5
腫瘤形成	4.4	8.7
出血傾向	3.3	7.5
血沈亢進	6.6	1.6
浮腫	1.1	5.5
骨変化（X線上）		3.2
骨折		2.8
肝腫		2.0
脾腫		1.2
リンパ節腫		1.2
その他	19.8*	9.5

*菌状息肉腫，紅皮症，帯状疱疹，心筋梗塞，高血圧，飛蚊症，糖尿病，胃癌，乳癌，高尿素窒素血症で来院し骨髄腫が見いだされたもの．

外科より内科に送られてくる場合が多く，ほかに菌状息肉腫，持続性隆起性紅斑，papular mucinosis などで皮膚科受診中にまれに合併症として骨髄腫が見いだされることがある。

理学的所見で肝腫が32.9%，リンパ節腫が14.5%，脾腫が1.3%みられる。肝腫は必ずしも骨髄腫細胞の浸潤によるものばかりでなく，血清肝炎などによるものも含まれる。リンパ節腫，脾腫は軽度である。

骨髄腫でいわゆる腫瘍熱のみられる例はまれと思われる。

対麻痺を含め神経症状が15%くらいの患者に認められる。骨髄腫の神経障害として脳障害，脳神経障害，脊髄または馬尾神経障害，神経根障害，末梢神経炎，多発性神経炎などがある。脳障害として頭蓋骨由来の腫瘤が頭蓋内に浸潤して生じる脳圧亢進症状や精神症状のほかに腎不全，高カルシウム血症，過粘稠度症候群などにともなう精神症状や意識障害がある。視力障害や三叉神経障害，顔面神経麻痺などの脳神経障害もやはり頭蓋内腫瘤によるものが多い。

脊髄圧迫症状は硬膜外腫瘤によるもので1～2割の患者にみられる。胸髄部の圧迫が最も多く（6割強），頸髄部，腰髄部とつづき，馬尾障害が最も少ない。知覚障害，四肢麻痺，直腸膀胱障害などがみられる。神経根障害は脊椎の骨髄腫瘤や破壊された骨による圧迫によって生じる。症状として疼痛や知覚障害がみられる。

末梢神経炎も時にみられる。原因として①癌性ニューロパチーと同様 remote effect による神経鞘脱落，②血管神経へのアミロイド沈着による虚血性神経症，③末梢神経へのアミロイド沈着，④骨髄腫細胞ないしM蛋白の末梢神経への浸潤，被覆などの機序が考えられている。

なお多発性神経炎については第XII章で述べる。

文献

1) 今村幸雄, 桃井宏道, 三好和夫：日本における骨髄腫—日本文献及び私信により集めた309例の臨床ならびに血液学的統計観察—. 日本臨牀　20：117-146, 1962.

VIII. 骨髄腫の検査所見

A. 血液所見 (表18)

　　　　ヘモグロビン量が 11.5 g/dl 未満の症例が 82.9％ を占め，うち 6.5 g/dl 未満の症例が 14.5％ で，大多数の貧血は中等度ないし軽度の正球性・正色素性貧血である。血小板数 15 万以下の症例は 26.7％，うち 10 万未満は 6.7％ で，血小板減少例は貧血に比して少ない。白血球数は正常値を示すものが多い（白血球数 4,000 未満が 21.1％）。

　　　　末梢血に骨髄腫細胞がみられる比率は 11.8％ とまれではないが，多くは白血球の数％を占めるに過ぎない。初診時末梢血で骨髄腫細胞が 15％，3 年 8 カ月後 90％ となった例，初診時 0％ で 57 カ月後 100％ に，また初診時 4％ で半年後 80％ になった例など類似した症例が自験例 100 例中 3 例ある。これらは形質細胞性白血病との異同で問題となる症例である。骨髄有核細胞数 10 万未満の低形成骨髄を示すものが 46.5％，62.9％ の症例で有核細胞の 20％ 以上の骨髄腫細胞がみられる。

B. M蛋白に関する所見

　　　　血中に単クローン性に増加する免疫グロブリンにより赤血球連銭形成 rouleau for-

表 18 骨髄腫の血液所見

	検査項目		自験例(%)	今村ら[1](%)
末梢血液像	赤血球数	$3×10^6/\mu l$ 以下	53.9	69.1
	ヘモグロビン(g/dl)	$≧11.5$	17.1	
		$11.4～8.4$	42.1	
		$8.5～6.5$	26.3	
		<6.5	14.5	
	白血球数	$1×10^4/\mu l$ 以上	5.3	14.1
		$4,000/\mu l$ 以下	21.1	27.4
	血小板数	$15×10^4～10×10^4$	20.0	
		$<10×10^4$	6.7	40.6
骨髄像	形質細胞ないし骨髄腫細胞出現		11.8	13.1
	有核細胞数	10万/μl 未満	46.5	
		5万/μl 未満	17.2	44.8
	骨髄腫細胞	10%以上	88.6	93.9
		20%以上	62.9	
		30%以上	41.4	

mation（図14），血沈亢進，出血傾向，網膜症などがみられる。

1時間値 100 mmH₂O 以上の血沈亢進は全骨髄腫の 52.9%にみられ，血中にM蛋白のみられない BJP 型および atypical myeloma を除くと 60.3%の高率になる。BJP 型では全例 100 mmH₂O 未満である。血沈の亢進は必ずしもM蛋白量に比例するものでなく，その他の機序が考えられている。

出血傾向（歯肉出血，鼻出血，胃腸管出血，眼底出血）は 11.7%の患者にみられる。自験例によると，血小板 10 万未満の症例が 6.7%（最低値は 5.2 万）で，出血傾向を示す患者の血小板数は 1 例を除き 10 万以上であった。プロトロンビン時間 prothrombin time (PT)，活性化部分トロンボプラスチン時間 activated partial thromboplastin time (APTT) の延長は，それぞれ 28%，32%の患者にみられ，血小板数 5.2 万の 1 例を除き出血傾向を示す患者全例に PT, APTT 両者の延長が認められた。すなわち，骨髄腫の出血傾向は血小板数の減少によるというより，M蛋白の被覆による血小板や凝固因子の機能障害によるものと考えられる。このほか，アミロイド沈着による血管障害も出血傾向に関与すると考えられている。

M蛋白による血液粘稠度の増加は sausage-like phenomenon などを伴う網膜症による視力障害 (fundus paraproteinemicus) 精神症状 (coma paraproteinemicum)，心障害の原因となる。これら臨床症状を総称して過粘稠度症候群と呼ぶ。本症候群は分子量の大きな IgM の増加するマクログロブリン血症に発現しやすく，骨髄腫においてもポリマーを形成しやすい IgA, IgG 3 型骨髄腫に多くみられる。M蛋白がクリオグロブリン cryoglobulin としての性格をもつと，寒冷蕁麻疹，Raynaud 現象がみられる。

骨髄腫における腎障害の発現にもこれらM蛋白の増加，特に BJP が密接に関与してい

50　Ⅷ．骨髄腫の検査所見

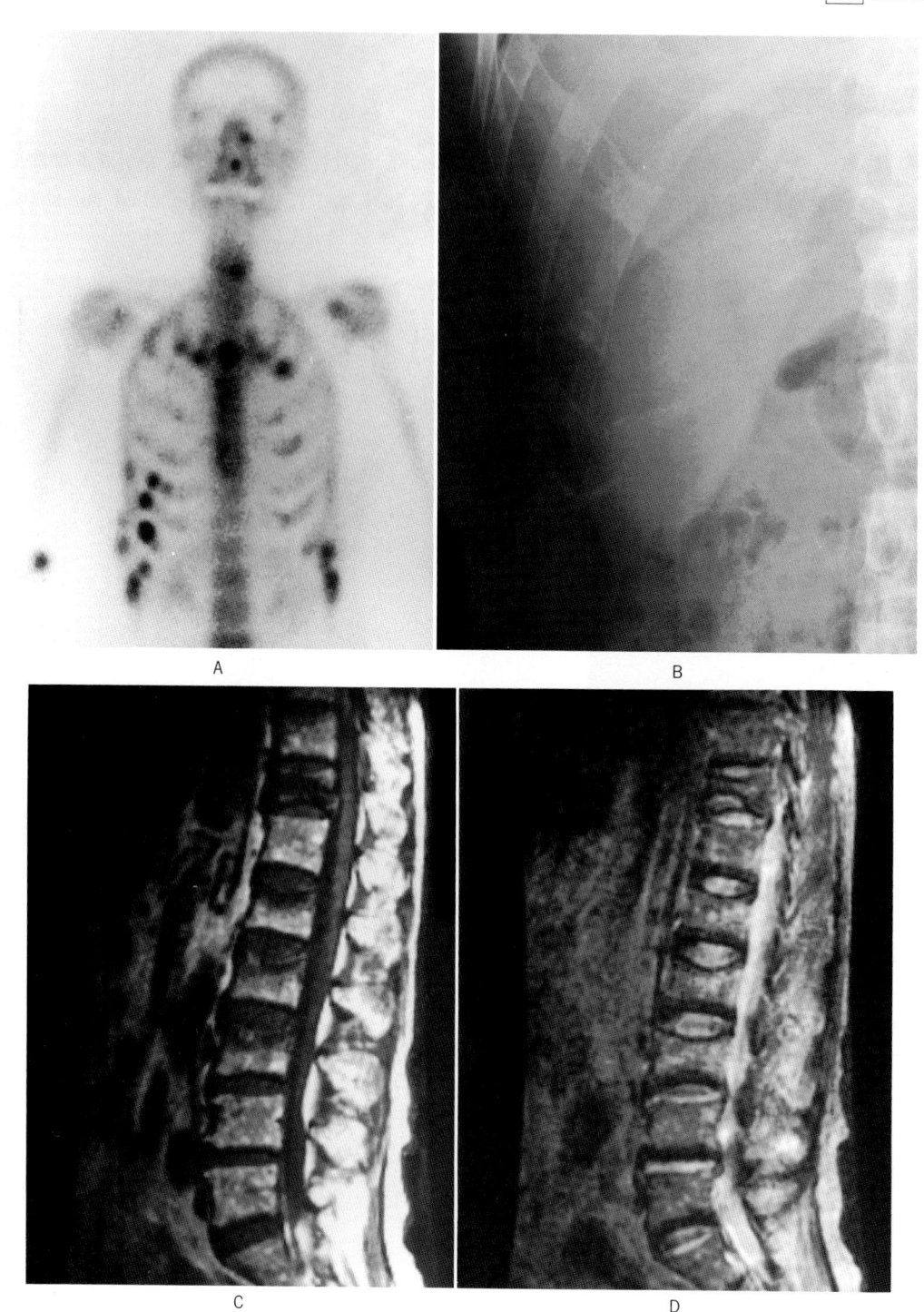

図 17　骨髄腫の骨シンチグラフィとMRI像
Aの集積部に一致してBで右肋骨膨隆像がみられる。
T_1強調像（C）で低信号域が認められる。Dは同部のT_2強調像。

は頭蓋骨に圧倒的に多く(44.2%)，そのほか骨盤，鎖骨，肩甲骨，まれに軀幹に近い上下肢骨で認められる。脊椎骨の骨融解像は圧迫骨折 compression fracture の形をとり，腰，胸椎骨に多い。肋骨では骨融解像とともに骨皮質膨隆像が認められることがある。このほか，一般の骨髄腫の骨変化にみられない骨硬化像を伴う特殊な骨髄腫関連疾患(高月病，Crow-Fukase 症候群，POEMS 症候群)が知られている(第XII章参照)。

骨X線以外の骨画像診断法として骨シンチグラフィ，X線 computed tomography CT[2,3]，magnetic resonance imaging MRI などがある(図17)。

骨シンチグラフィは全身骨を一度に検討できる利点があるが，シンチグラフィ陰性で骨X線写真上明らかに骨病変が描出されることが意外と多く[4〜6]，また false positive も多い。

X線CT[7]とMRI[8]の得失を述べると，1) CT は横断面を明確に描出できるのに対しMRI は任意の断面を撮影でき，2) 骨描出に関してCT は MRI に勝り海綿骨内の微少な病変も描出でき，さらに脂肪髄のCT値は低値なので造血髄や腫瘍細胞浸潤部との識別が可能である。この点に関しX線CTで，単純X線写真で抽出困難な海綿骨内の punched out lesion が証明され，骨髄腫の早期診断に有用であるといわれている[9]。3) MRI で T_1 強調像が骨髄疾患に有用で低信号域として認められ，高信号を示す正常骨髄と区別できる。

D．その他の検査所見

1．Labelling index (LI)

bromodeoxyuridine を用いる酵素抗体法(表19)や ^{3}H-thymidine の取り込み量から骨髄腫細胞の LI が測定されている。Greipp らは LI 測定により骨髄腫と MGUS やくすぶり型多発性骨髄腫との鑑別が可能だと報告している[10]。

LI は予後因子としても重要で Boccadoro ら[11]は LI<2.0 の平均生存期間は 47 カ月，≧2.0 は 16 カ月と報告している。LI は病勢を反映し治療により plateau phase に達すると低く，再発直前に高くなるという[12]。

2．CD 38 ゲーティング法

骨髄腫細胞表面マーカー測定法として，蛍光染色した細胞をフローサイトメーターに

表 19 抗 Bromodeoxyuridine (BrdU) 抗体を用いた
　　　S 期細胞検出法

1. 単核細胞に分離後, 細胞数を調整 ($5\sim10\times10^6/ml$)
2. BrdU と incubate ($10\,\mu M$, $37°C$, 30 分)
   PBS で 2 回洗浄
3. 塗沫標本作製
   風乾後冷アセトンで 10 分間固定
4. 内因性 peroxidase の失活
   $0.3\%H_2O_2$ 加メタノール中で 30 分間振盪
5. DNA の単鎖化 (0.07 N, NaOH 2 分)
   核内にとり込まれた BrdU と抗体が結合するための
   必要処置
6. 中性化 ($0.1\,M\,Na_2B_4O_7$, 2 分)
   PBS で 2 回洗浄
7. ブロッキング (20 倍希釈ヤギ血清, 20 分)
8. 抗 BrdU 抗体と反応 (室温, 30 分)
   PBS で洗浄
9. peroxidase conjugated goat antimouse IgG, 20 分反応
10. 発色反応 (diaminobenzidine)
11. ヘマトキシリン後染色

かけ, レーザー光線を当て, 蛍光を励起させ, 散乱光や蛍光の強さを測定するフローサイトメトリー(FCM)法がある。FITC (フルオレセインイソチオシアネート) や PI (プロピジウムアイオダイド) など蛍光物質 (蛍光プローブ) は多数あるが, レーザー光の励起により互いの波長が重ならないような色素の開発も進められていて, たとえば 1 レーザー・5 カラー解析も可能となっている。

ポリクロナール形質細胞の表面形質は $CD\,38^{+++}19^+56^{\pm\sim-}$, 単クローン性腫瘍細胞 (骨髄腫細胞) の表面形質は $CD\,38^+19^-56^{+++}$ とわかっているので (第 4 章の MGUS の項参照), 互いに異なった色素をつけた各抗 CD 抗体と細胞を反応させた後, 最初に CD 38 CD 19 の 2 カラー解析を行って, CD 38 陽性 CD 19 陰性細胞をゲーティングし, 次いで CD 56, CD 45, CD 10 などの表面マーカーを測定していく。

3. FISH 法

fluorescence in situ hybridization(FISH)法は検出しようとする遺伝子と相補的な塩基配列を示す DNA 断片をビオチンやジゴキシゲニンで標識したプローブを用い, スライドグラス上に展開された染色体とハイブリダイズさせた後, アビジン-FITC (緑色) や抗ジゴキシゲニン-ローダミン (赤色) で処理し蛍光顕微鏡下で観察する方法である。

骨髄腫では IgH 遺伝子がのる 14 q 32 と相互転座する例が 75% 以上見られ, 相手遺伝子として 11 q 13 上の BCL 1 (cyclin D 1/PRAD 1) 遺伝子の頻度が最も高い (第 3 章病因

の項参照)。図7に間期核FISHを示す。PRAD 1(赤色)とIgH(緑色)の融合シグナル(黄色)が見られる。

文献

1) 今村幸雄, 桃井宏道, 三好和夫：日本における骨髄腫―日本文献及び私信により集めた309例の臨床ならびに血液学的統計観察―. 日本臨牀 20：117-146, 1962.
2) Helms CA, Genant HK：Computed tomography in the early detection of skeletal involvement with multiple myeloma. JAMA 248：2886-2887, 1982.
3) Solomon A, Rahamani R, Seligsohn U et al：Multiple myeloma；Early vertebral involvement assessed by computerized tomography. Skeletal Radiol 11：258-261, 1984.
4) Woolfenden JM, Pitt MJ, Durie BGM et al：Comparison of bone scintigraphy and radiography in multiple myeloma. Radiology 134：723-728, 1980.
5) Ludwig H, Kumpan W, Sinzinger H：Radiography and bone scintigraphy in multiple myeloma；a comparative analysis. Br J Radiol 55：173-181, 1982.
6) Bataille R, Chevalier J, Rossi M et al：Bone scintigraphy in plasma-cell myeloma；A prospective study of 70 patients. Radiology 145：801-804, 1982.
7) Kyle RA, Schreiman JS, McLeod RA et al：Computed tomography in diagnosis and management of multiple myeloma and its variants. Arch Intern Med 145：1451-1452, 1985.
8) Ludwig H, Fruhwald F, Tscholakoff D et al：Magnetic resonance imaging of the spine in multiple myeloma. Lancet 2：364-366, 1987.
9) Fruehwald FX, Tscholakaff D, Schwaighofer B et al：Magnetic resonance imaging of the lower vertebral column in patients with multiple myeloma. Invest Radiol 232：193-199, 1988.
10) Greipp PR, Lust JA, O'Fallon WM et al：Plasma cell labeling index and beta 2-microglobulin predict survival independent of thymidine kinase and C-reactive protein in multiple myeloma. Blood 81：3382-3387, 1993
11) Boccadoro M, Marmon F, Tribalto M et al：Early responder myeloma：Kinetic studies identify a patient subgroup characterized by very poor prognosis. J Clin Oncol 7：119-125, 1989.
12) Greipp PR, Witzig TE, Gonchoroff NJ et al：Immunofluorescence labelling indexes in myeloma and related monoclonal gammopathies. Mayo Clin Proc 62：969-977, 1987.

IX. 病態生理

A. 易感染性

　　骨髄腫で抗体活性を有する多クローン性免疫グロブリン Ig が減少している[1]。イディオタイプ抗体を用いた検索によるとクローン化 B 細胞以外の正常表面 Ig 保有細胞の数は減少している[2]。plaque-forming assay によっても正常 Ig 産生細胞の減少が報告されており[3], Pilarski ら[4]は骨髄腫で B 細胞の分化を阻止する機構の存在を推定している。

　　一方骨髄腫において Ig 産生を抑制する細胞の存在も知られている。Broder ら[5]の単球に始まり, Fc レセプター陽性 T 細胞[6], CD 5 陽性 B 細胞, MacKenzi ら[7]の CD 19^+5^+ 細胞などがあり, これら抑制細胞を除くと抗体産生能が回復する。このことから骨髄腫におけるポリクロナール B 細胞が正常に機能していることがわかる。

　　このほか骨髄腫では骨髄中の pre-B 細胞が著明に減少している[8]。骨髄腫細胞がストローマ細胞と接触するとストローマ細胞から TGF-β などが産生され pre-B 細胞の産生が抑制されるなどの機序が考えられている。

　　骨髄腫における T 細胞の異常として CD 4/CD 8 比が病期の進行と共に低下していくことがある[9]。特に CD 4^+45 R$^+$ T 細胞（suppressor/inducer）の低下が著しい。

　　CD 4 陽性 T 細胞は IL-2, IFNγ, TNFβ を産生する Th 1 細胞と IL-4, IL-5, IL-6, IL-10, IL-13 を産生する Th 2 細胞に区分される[10]。Th 1 細胞から産生されるサイトカインは細胞性免疫の成立に関与し, Th 2 細胞から産生されるサイトカインは抗体産生に

有利に働く。Österborg ら[11]は骨髄腫患者末梢血より T 細胞を取り出し，患者自身の M 蛋白ないしその F(ab')$_2$ 分画と共に培養したところ，MGUS と stage I の骨髄腫で Th 1 が多く，stage II，III の骨髄腫で Th 2 が主たる分画であることを証明し，M 蛋白の idiotype を感知できる idiotype 特異的 T 細胞がクローン化 B 細胞をコントロールしている可能性を述べている。このことはマウスの形質細胞腫でさらに明らかにされており，Th 1 クローンは idiotype 陽性腫瘍細胞に殺細胞的に働き，Th 2 クローンは腫瘍細胞に抑制的に働くことが示されている[12]。

骨髄腫で肺炎球菌，溶血性連鎖球菌，インフルエンザ菌，大腸菌などによる感染症が多く，これらの殺菌に補体が関与する。Cheson ら[13]は骨髄腫で補体活性が低下していることを報告している。しかしどの補体の活性が低下しているか，また低下の程度など症例によって異なり一定した結論は得られていない。

骨髄腫の易感染性を臨床データでみると，Hargreaves ら[14]は 102 人の外来診療中の患者について，患者一人当たり年間 0.92 回の咽頭炎や軽い膀胱炎を除く炎症が見られ，そのうち寛解導入療法中の患者は 1.58 回，plateau phase にある患者は 0.49 回，進行期にある患者は 1.90 回の感染症に罹患したと報告している。肺炎次いで膀胱炎が多く，起炎菌として肺炎球菌，大腸菌を挙げている。肺炎球菌や大腸菌に対する自然抗体価を見ると，重症患者全員が低値で，非感染者のほとんど総てが高値であった。また肺炎球菌被殻多糖体で免疫した場合，抗体価と菌血症の発症との間に逆相関が見られたが，肺炎や帯状疱疹の発症との間に相関は得られなかった。

Chapel ら[15]は plateau phase にある 82 人の半数の患者に 0.4 g/kg/月の Ig を 1 年間予防投与し，非投与群との間に感染症の発症頻度に差があるか否かを見ている。投与群で敗血症や肺炎が 1 例も見られなかったのに対し，非投与群では 10 例に見られた。投与群 449 患者/月で 19 回の感染症が見られたのに対し，非投与群 470 患者/月で 38 回の感染症が見られている。

Oken ら[16]は初回化学療法の治療開始時に sulfamethoxazole・trimethoprim (Baktar, Bactramin, Septerin) を予防投与し，投与しない群との間で感染症の発症頻度に差があるかどうかを見ている。細菌感染症が予防投与群 28 人中 2 人に，非投与群 26 人中 11 人に見られている ($p=0.004$)。重症感染症が予防投与群 1 例，非投与群 8 例 ($p=0.010$)，一人当たりの年間感染症発症回数は予防投与群 0.29 回，非投与群 2.43 回 ($p=0.001$) となっている。

Jacobson ら[1]によるとグラム陰性桿菌による敗血症が 19 人に見られ，その内 9 人が顆粒球非減少時に発症している。同様に肺炎球菌，溶血インフルエンザ菌による敗血症が 13 人に見られ，その内 12 人が顆粒球非減少時に発症している。また骨髄腫の化学療法の dose intensity を高めるため G-CSF が用いられているが，G-CSF 投与群と非投与群間で感染症罹患率に差がないと報告されており[17]，骨髄腫の顆粒球減少と易感染性と

の間に相関は得られていない。

　骨髄腫患者の易感染性の原因として，1)抗体活性を有するポリクロナール免疫グロブリン量の減少，2)外来抗原に対する抗体産生能の低下，3)化学療法などによる顆粒球減少などが考えられる。1)について Chapel ら[15]の論文が参考になる。しかし大量の Ig を補充して感染症の罹患率を下げることができたとして，一見 Ig 量と感染症罹患率との間に相関があるように思わせるが，本来患者が有する Ig 量と易感染性との関係を見たものではない。換言すれば，骨髄腫ではおもに液性免疫の関与する感染症に罹患しやすく，正常 Ig の減少にその原因を求めているが，これは原発性免疫不全症にならったもので，骨髄腫でその因果関係が必ずしも明らかにされているわけではない。2)について Hargreave ら[14]の論文から読みとれるよう明らかにされていない。3)についても否定的である。今後の原因の解明が期待される。

B．形質細胞の腫瘍化

　CD 19 は正常形質細胞に見られ骨髄腫細胞に見られない表面抗原である[18]。Kawano らは株化骨髄腫細胞に CD 19 分子を強制発現させ，細胞の増殖および tumorigenicity の著明な抑制を見ている[19]。CD 19 遺伝子発現の欠失は転写因子 B cell-specific activator protein BSAP をコードする Pax-5 遺伝子の発現欠失による。骨髄腫細胞で Pax-5 遺伝子の発現は完全に消失しているが[20]，遺伝子に構造異常が見られないことから，Pax-5 遺伝子転写調節領域の高メチル化による不活化が推測されている[21]。

　Pax-5 転写因子の発現は B リンパ球系への分化を規定することで知られている[22]。

　Kawano ら[23]は接着分子 MPC-1 と CD 49 e をマーカーとして骨髄腫細胞の分化段階を 3 段階に分けて見ている（未熟骨髄腫細胞 MPC-1⁻CD 45^{+-}CD 49 e⁻中間型骨髄腫細胞 MPC-1⁺CD 45^{+-}CD 49 e⁻成熟骨髄腫細胞 MPC-1⁺CD 45⁺CD 49 e⁺）。未熟骨髄腫細胞をさらに MPC-1⁻CD 45⁺CD 49 e⁻と MPC-1⁻CD 45⁻CD 49 e⁻の 2 段階に分けて見ると，興味あることは U 266 培養株で IL-6 に反応して増殖するのは CD 45⁺CD 49 e⁻細胞群で，CD 45⁻CD 49 e⁻細胞群は IL-6 添加により CD 45 の発現が誘導され，IL-6 除去により CD 45 の発現が消失する[24]。CD 45 分子は src 型 kinase の活性化に必要なことから，この分子のあるなしが IL-6 による増殖反応を規定していると考えられる[25]。

　STAT 3 の constitutive な活性化が IL-6 非依存性の骨髄腫細胞株で認められている[26]。骨髄腫細胞の IL-6 非依存性増殖機構を解明する手がかりとなるかもしれない。

C. 骨髄腫細胞の増殖因子

　IL-6 が骨髄腫細胞の増殖因子といわれて久しい[27-31]。患者血清中の IL-6 濃度を測定すると，病期の進展に伴い高くなると言う[32-34]。IL-6 は MGUS や stable な骨髄腫の病態に関わりなく，active な骨髄腫や形質細胞性白血病，劇症型骨髄腫に見られる骨髄腫細胞の盛んな増殖，病期の進展，広がりに深く関わっていると考えられている。

　大部分の骨髄腫細胞は IL-6 を産生せず，ごく少数の培養化骨髄腫細胞で IL-6 の産生が見られる[31,35-37]。したがって骨髄腫細胞は autocrine 増殖と paracrine 増殖をしている（図18）。前者は自ら産生した IL-6 あるいは骨髄腫細胞膜上の CD 40 受容体-CD 40 ligand 経路を通じて産生された IL-6 で増殖し，後者は骨髄腫細胞がストローマ細胞に接着することによりあるいは骨髄腫細胞からの TGF-β_1 や TNFα，IL-1β の刺激によりストローマ細胞から産生された IL-6，あるいは樹状細胞に感染した Kaposi's sarcoma-associated herpesvirus KSHV に由来する viral IL-6 により増殖する[38,39]。骨髄腫細胞増殖因子として GM-CSF, IL-3, IL-5 などもあるが，これらを含んだ骨髄腫細胞培養液中に抗 IL-6 抗体を加えると，骨髄腫細胞の増殖が完全に抑制されることから，IL-6 が骨髄腫細胞の主要な増殖因子であることは明らかである[40]。IL-6 は Bcl-XL を up-regulation して[41]，同様に retinoblastoma 蛋白を down-regulation して[42]骨髄腫細

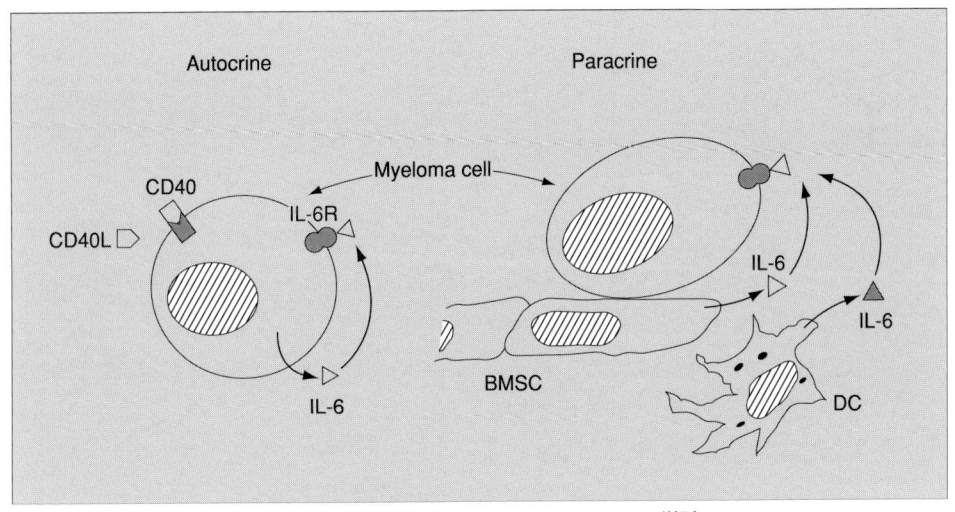

図 18　骨髄腫細胞の autocrine, paracrine 増殖

骨髄腫細胞には自から産生した IL-6（時には CD 40-CD 40 リガント（CD 40 L）経路を経て産生される）で増殖する autocrine 機構と骨髄腫細胞との接触により骨髄ストローマ細胞から産生された IL-6 や kaposi's sarcoma-associated herpesvirus に感染した樹状細胞（DC）に由来する vIL-6 により増殖する paracrine 機構がある。
BMSC：bone marrow stromal cell　DC：dendritic cell

胞のアポトーシスを阻止する。

　IL-6 は骨髄腫だけに特異的に見られるのでなく，SLE や Castleman 病の血中にも高濃度で見られる[43]。また抗 IL-6 受容体抗体は RA の治療に用いられている[44]。

　gp 130 を IL-6 と共通の signal transducing receptor とする oncostatin M（OM）や leukemia inhibitory factor（LIF），IL-11，ciliary neurotropic factor（CNTF）にも骨髄腫細胞増殖作用がある[45,46]。これらサイトカインの細胞内伝達経路に関し，OM を用いた骨髄腫細胞培養株で調べられており，JAK 2, Grb 2, SOS などのチロシンリン酸化を介し RAS 遺伝子に刺激が伝達される。

　GM-CSF は直接骨髄腫細胞に働くのでなく，IL-6 の働きを増強させる形で増殖作用を及ぼす[47]。IL-3 や IL-5 も GM-CSF と同様 KH 97 を共通の signal transducer として IL-6 と synergistic に働く[28]。

　外因性の IL-6 産生を抑制するものとして IL-1β[48]，CSF-1[49]，IL-4[50]などがあり，使い方により治療に応用できるかもしれない。IFNα や TNF が培養化骨髄腫細胞の増殖を促すが，これらサイトカインが骨髄腫細胞の IL-6 産生を促し，autocrine 増殖を生じしめる[51]。IFNγ は骨髄腫細胞の IL-6 受容体を down-regulate し，細胞の増殖を抑制する[52]。

　IL-10 が新鮮骨髄腫細胞の増殖を促すことが報告されている[53]。IL-10 により OM receptor や LIF receptor が骨髄腫細胞上に誘導される[54]。

　このほか IL-15 受容体が constitutive に株化および患者骨髄腫細胞に表出されていて，自ら IL-15 を産生しアポトーシスを防ぐ autocrine IL-15 ループの報告もある[55]。

D．細胞接着分子

　接着分子は生体の細胞間反応のなかで細胞の遊出やホーミングに深く関わっており，造血器腫瘍においても腫瘍細胞の骨髄からの遊出に関係している。特に骨髄腫では骨髄腫細胞が骨髄内に限局することが多く，白血化や髄外腫瘤形成は病期の進展を意味することから接着分子の解明は重要である。

　骨髄腫細胞は β_1 インテグリンファミリーのうち VLA-4, VLA-5 を種々のレベルで有していて VLA-2 や VLA-6 を欠いている[56,57]。VLA-2 と VLA-6 のリガンドはそれぞれⅣ型コラーゲン，ラミニンでこれらは血管基底膜内皮細胞を構成することからこれらリガンドに対する接着分子を欠く骨髄腫細胞は血管内に入り得ない。一方骨髄腫細胞のもつ VLA-4, VLA-5 のリガンドはフィブロネクチンである。Anderson ら[58]は長期培養株 IM-9 の骨髄腫細胞を IL-6 で処理すると VLA-4 の減少とフィブロネクチンとの結

合力低下見られることから病期の進展すなわち IL-6 の産生が骨髄腫細胞の髄外浸潤をうながすのだろうと述べている。また IL-6 依存性の株化骨髄腫細胞が骨髄ストローマ細胞と接触すると，ストローマ細胞の IL-6 産生が促され培養細胞の盛んな増殖が起こる[59]。

骨髄腫細胞はこのほか VLA-4 や LFA-1 を通してストローマ細胞上の vascular cell adhesion molecule-1 VCAM-1 や intercellular adhesion molecule-1 ICAM-1 に接触する[59,60]。また病期の進展に伴い CD 56，VLA 5，MPC-1，シンデカン-1 が消失し，新たに CD 11 b や LFA-1 が出現するようになる[60-61]。

プロテオグリカンはポリペプチド鎖骨格にグライコサミノグリカン glycoxaminoglycan（旧名ムコ多糖）のついた図 19 のような構造を有する糖蛋白でコラーゲン，フィブロネクチン，エラスチンと共に細胞外マトリックス ECM を構成する。グライコサミノグリカンとしてヒアルロン酸，コンドロイチン硫酸，デルマタン硫酸，ケラタン硫酸，ヘパリン，ヘパラン硫酸の 6 種が知られており，ヒアルロン酸以外すべてが硫酸エステル基をもっている。最近プロテオグリカンが細胞接着をコントロールしたり増殖因子と結合したりして正常造血を調整していることが明らかにされつつあり，たとえば造血幹細胞がその細胞表面上のヘパラン硫酸を失いつつ次第に分化成熟をとげ血中に移行することが述べられている[63]。CD 44 は骨髄腫細胞ばかりでなく生体に広く発現している 85-95 KDa の糖蛋白であるが，一部はコンドロイチン硫酸のついた 190～200 KDa のプロテオグリカン型として存在しヒアルロン酸レセプターとなっている[64]。図 20 に示すように CD 44 を持つ血液細胞とストローマ細胞との接着がヒアルロン酸を介して行われており，さらに抗 CD 44 抗体が長期骨髄培養における造血を阻止できることから，CD 44 とヒアルロン酸を介する細胞接着は骨髄における造血に何らかの形で関わっているものと考えられる[65]。

シンデカンも細胞表面上に存在するプロテオグリカンの一つで，骨髄中の pre-B 細胞上に表現されていて，成熟をとげた血中 B 細胞には表出されておらず，骨髄中の形質細胞に再び表出されていることが知られている[66]。

シンデカン 1 はヒト骨髄腫細胞上[67]や血中[68]にあって，type 1 コラーゲンやフィブロネクチンとの接着をコントロールしたり，骨髄腫細胞の増殖を抑制しアポトーシスを誘導する，さらに骨芽細胞の分化を促進し破骨細胞の分化を抑制するなどしている[69]。これらは総て好ましい作用であるが，一方ではシンデカンの血中濃度が高いと予後が悪いという報告もある[70]。

シンデカンはプロテオグリカンの中でも小分子で比較的取り扱いやすいが，膨大なグライコサミノグリカンを有するプロテオグリカンについては不明な点が多く，骨髄腫の病態の中で接着分子やプロテオグリカンなどの ECM との関係が明らかにされていくにはまだ多くの日時を要するものと思われる。

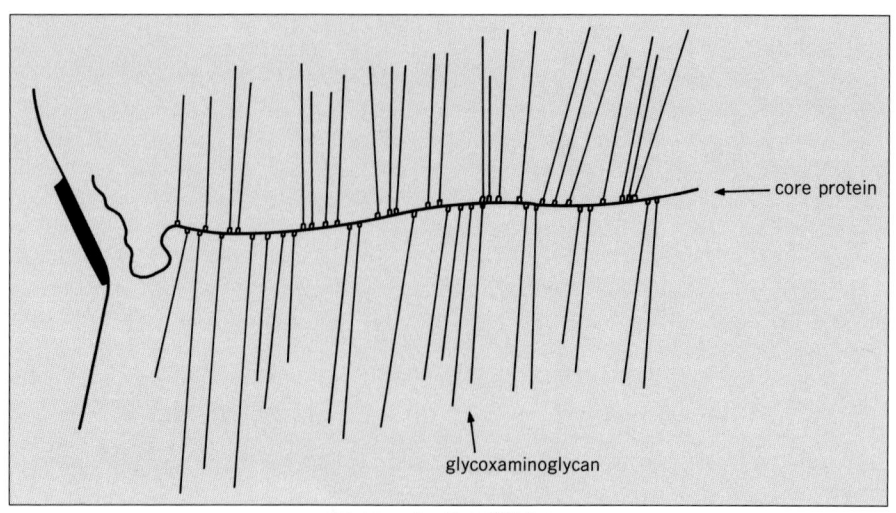

図 19　プロテオグリカン

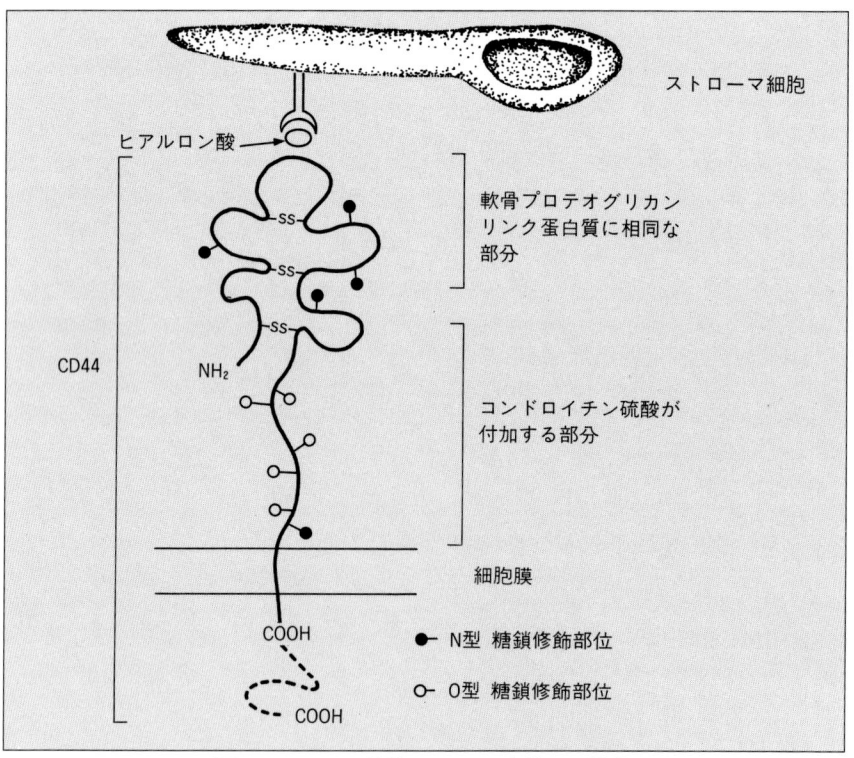

図 20　CD 44 と骨髄ストローマ細胞との接着
ヒアルロン酸を介して接着していると考えられている。

E. 貧血

　検査所見の項でも述べたように骨髄腫の診断時 60〜90％の患者に貧血が見られる[71,72]。貧血の成因として骨髄腫細胞の増殖による赤芽球系幹細胞への影響（幹細胞数，幹細胞に対する障害など），erythropoietin（EPO）産生障害，幹細胞の EPO 受容体の数や感受性の低下などが考えられる。まず赤芽球系幹細胞の障害を流血中の BFU-E の数でみると，Ludwig ら[73]，Majumdar ら[74]が報告するように幹細胞数の減少が見られるが，EPO の投与により回復する。次いで EPO の血中濃度を測定してみると，腎障害のない骨髄腫（血清クレアチニン≦1.3 mg/dl）で健常者に比べ有意に高いが[75]，コントロール群（健常者と骨髄腫以外の血液疾患患者）と比較し差がないとの報告があり[74]，少なくとも腎障害のない骨髄腫では EPO 産生障害はないと考えられる。しかし Singh ら[76]は血液粘度が上がると EPO 産生が落ちると報告している。

　EPO に対する赤芽球系幹細胞の感受性はどうか，この点に関し相反する成績が出されている。一つは流血中の BFU-E は EPO に対し正常に反応しているとするもの[73,74]，他は低下しているとするもので[77]，Aoki ら[78]の赤芽球コロニー形成能（CFU-E, BFU-E）の成績を見ると，患者により EPO に反応する人としない人がいて，前者で EPO 受容体の数や感受性がやや落ちていて，高力価の EPO の投与により受容体の数，感受性が上がるのに対し，後者では EPO 受容体の数や感受性が著しく落ちていて EPO を投与しても上がらない。また骨髄中骨髄腫細胞が 50％以上占める群は 50％未満の群に比較し一般的にコロニー形成能は悪い。

　最近遺伝子組み替え recombinant EPO が臨床に応用されるようになって貧血を有する骨髄腫患者にも投与されている。それらの成績によると腎障害のない例であっても貧血の改善が得られている（図21）[73,79-83]。

　なお EPO 投与による高血圧発症の報告はないが，尿中 BJP 量が増加したとの報告[84]や培養化骨髄腫細胞に EPO receptor があって EPO 添加により増殖するとの報告がある[85]。逆にマウス骨髄腫モデルで EPO 投与により腫瘍量が減少したとの報告もある[86]。

F. 骨髄腫における骨破壊

　ビスフォスフォネートの臨床への導入以来，骨髄腫の骨病変に対する関心が高まりつ

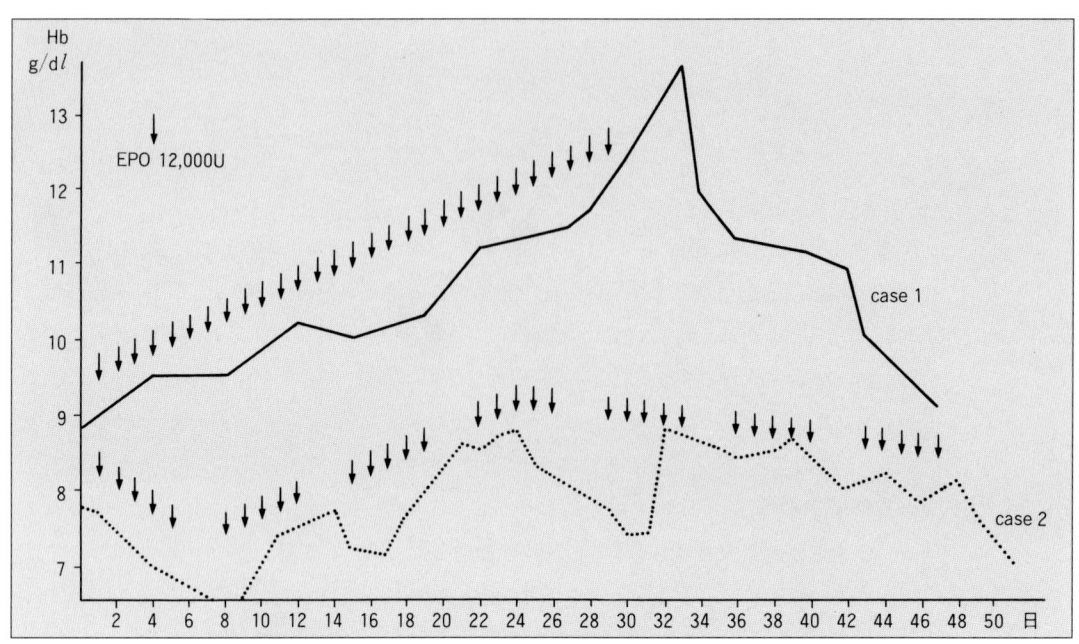

図21 遺伝子組み換えヒトエリスロポエチンの多発性骨髄腫に伴う貧血に対する効果

つある[87]．

　骨病変の検索法としてMRIなど画像によるものの他，Valentin-Opranら[88]（1982）により開発されたhistomorphometry法があり，たとえばBatailleら[89]はMGUSと骨髄腫との間に破骨細胞の数と活性の程度，吸収窩の数などに差のあることを報告している．しかしこの検索には径8mmほどの骨生検材料が必要で，一般的でない．骨塩定量も行われておりstage IIIの患者の骨塩量がstage I，IIとくらべ有意に低下していること，ステロイドを含む治療により骨塩量が次第に低下していくこと，また測定する部位により骨塩量がステロイド投与量ないし骨髄腫細胞の浸潤度のいずれかに相関することなどが報告されている[90]．しかし局所的でかつ微少な骨変化を特徴とする骨髄腫に骨塩定量法は厳密な検査とは言えない．

　最近各種骨代謝マーカーが見いだされ骨病変の評価に用いられている．骨形成マーカーとしてオステオカルシン（BGP），骨型Al-Pおよび骨吸収マーカーであるL型コラーゲン架橋代謝産物の尿中C-telopeptide(ICTP)，デオキシピリジノリンなどが経時的に測定されている[91]．Diamondら[90]は，骨髄腫患者の骨代謝マーカーの測定より，骨髄腫では骨形成マーカーも骨吸収マーカーも正常人に比較し上昇しているが，骨吸収マーカーがより高値をとるuncoupling remodelingの状態にあると報告している．

　1997年，3つの異なる研究グループ[92-94]により破骨細胞の形成を阻害する新規遺伝子がクローニングされ，骨を防御する因子という意味でosteoprotegerin(OPG)と命名さ

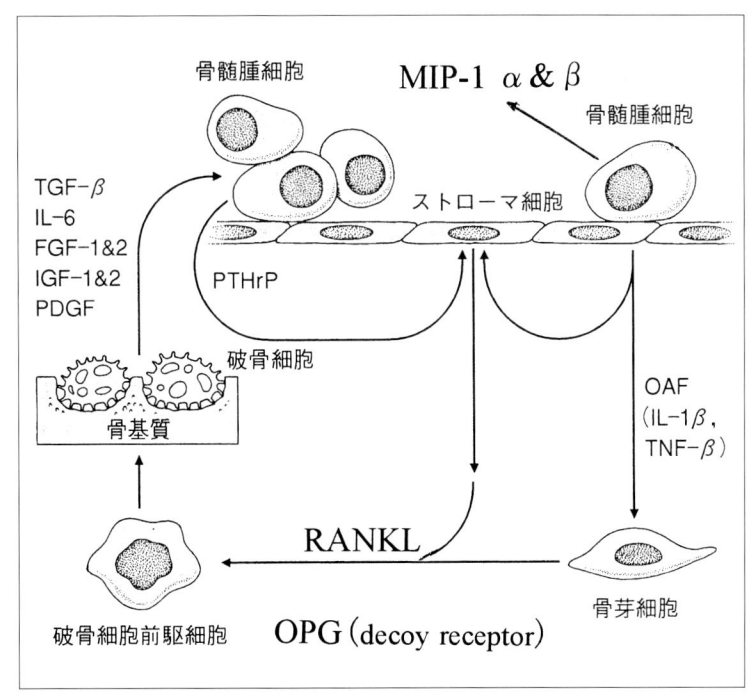

図 22 骨髄腫細胞と骨破壊

骨髄腫細胞がストローマ細胞（主に単球系の細胞）に接触するとストローマ細胞より IL-1β, TNF-β など osteoclast-activating factor (OAF) が放出され，この OAF がストローマ細胞や骨芽細胞に働き TRANCE を誘導する．誘導された TRANCE は破骨細胞前駆細胞の分化・成熟を促す．活性化された破骨細胞は骨を破壊し，骨基質より transforming growth factor (TGF)-β, IL-6, fibroblast growth factor (FGF)-1 & 2, insulin-like growth factor (IGF)-1 & 2 などが放出される．これらサイトカインが直接的，間接的に骨髄腫細胞の増殖や parathyroid hormone-related protein (PTHrP) の産生を促し，PTHrP がまた TRANCE の産生を促す．

れた。さらに OPG が結合するリガンドとして，膜結合蛋白質の cDNA がクローニングされ，破骨細胞分化因子 osteoclast defferentiation factor(ODF) と命名された。ただ ODF の真の受容体は，既に報告されている receptor activator of NF-κB(RANK) であることが種々の実験により証明されているので，現在 ODF あるいは osteoprotegerin リガンド，TNF-related activation induced cytokine(TRANCE) などは RANK リガンドとして名前が統一されつつある[95-98]。なお TRANCE は T 細胞の c-Jun N-terminal キナーゼ(JNK)を活性化する分子として見いだされたものである。

　その後，骨髄腫においても RANK リガンドは骨髄腫細胞でなく骨芽細胞やストローマ細胞から産生されること[99-103]，マウス骨髄腫に遺伝子組み替え OPG を投与すると骨破壊を防止できることなどが報告され[104-107]，骨髄腫においても RANK/RANK リガンド/OPG system が骨破壊の中心的な役割を果たしていることが明らかにされた。

3712-3720, 1993

60) Ahsmann EJM, Lokhorst HM, Dekker AW et al : Lymphocyte function-associated antigen-1 expression on plasma cells correlates with tumor growth in multiple myeloma. Blood 79 : 2068-2075, 1992

61) Pallet-Deceunynck C, Barille S, Puthier D et al : Adhesion molecules on human myeloma cells : Significant changes in expression related to malignancy, tumor spreading and immortalization. Cancer Res 55 : 3647-3653, 1995

62) Vidriales MB, Anderson KC : Adhesion of multiple myeloma cells to the bone marrow microenvironment : Implications for future therapeutic strategies. Mol Med Today 2 : 425-431, 1996

63) Ciarugi VP, Varrucchi S : Surface heparan sulphate as a control element in iukariotic cells : A working model. J Theor Biol 61 : 459-475, 1976

64) Miyake K, Underhill CB, Lesley J et al : Hyaluronate can function as a cell adhesion molecule and CD 44 participates in hyaluronate recognition. J Exp Med 172 : 69-75, 1990

65) Miyake K, Weissman IL, Greenbergen JS et al : Evidence for a role of the integrin VLA-4 in lympho-hemopoiesis. J Exp Med 173 : 599-607, 1991

66) Sanderson RD, Lalor P, Bernfield M : B lymphocytes express and lose syndecan at specific stages of differentiation. Cell Regul 1 : 27-35, 1989

67) Ridley RC, Xiao H, Hata H et al : Expression of syndecan regulates human myeloma plasma cell adhesion to type I collagen. Blood 81 : 767-774, 1993

68) Dhodapkar MV, Kelly T, Theus A et al : Elevated levels of shed syndecan-1 correlate with tumour mass and decreased matrix metalloproteinase-9 activity in the serum of patients with multiple myeloma. Brit J Haematol 99 : 368-371, 1997

69) Dhodapkar MV, Abe E, Theus A et al : Syndecan-1 is a multifunctional regulator of myeloma pathobiology : control of tumor cell survival, growth, and bone cell differentiation. Blood 91 : 2679-2688, 1998

70) Seidel C, Sundan A, Hjorth M et al : Serum syndecan-1 : a new independent prognostic marker in multiple myeloma. Blood 95 : 388-392, 2000

71) Kyle RA : Multiple myeloma : review of 869 cases. Mayo Clin Proc 50 : 29-37, 1975

72) Riccardi A, Gobbi PG, Ucci G et al : Changing clinical presentation of multiple myeloma. Eur J Cancer 27 : 1401-1405, 1991

73) Ludwig H, Fritz E, Kotzmann H et al : Erythropoietin treatment of anemia associatedn with multiple myeloma. N Engl J Med 322 : 1693-1699, 1990

74) Majumdar G, Westwood NB, Bell-Witter C et al : Serum erythropoietin and circulating BFU-E in patients with multiple myeloma and anemia but without renal failure. Leuk Lymphoma 9 : 173-176, 1993

75) 髙木美穂, 宮本貴由, 小阪昌明, 他：骨髄腫における血清濃度の変動とその意義. 臨床血液 33 : 1151-1157, 1992

76) Singh A, Eckardt KU, Zimmermann A et al : Increased plasma viscosity as a reason for inappropriate erythropoietin formation. Clin Invest 91 : 251-256, 1993

77) Ting WC, Cavill I, Jacobs A et al : Anemia in patients with myelomatosis. Brit J Cancer 45 : 887-894, 1982

78) Aoki I, Nishijima K, Homori M et al：Responsiveness of bone marrow erythroid progenitors (CFU-E and BFU-E) to recombinant human erythropoietin (rh-Ep) in vitro in multiple myeloma. Brit J Haematol 81：463-479, 1992
79) Taylor J, Mactier RA, Stewart WK et al：Effect of erythropoietin on anemia in patients with myeloma receiving haemodialysis. Brit Med J 301：476-477, 1990
80) 浦部晶夫, 溝口秀昭, 高久史麿他：遺伝子組み替えヒトエリスロポエチンの多発性骨髄腫に伴う貧血に対する第II相臨床試験. 臨床血液 34：919-927, 1993
81) Cazzola M, Messinger D, Battistel V et al：Recombinant human erythropoietin in the anemia associated with multiple myeloma or non-Hodgkin's lymphoma：dose finding and identification of predictors of response. Blood 86：4446-4453, 1995
82) Osterborg A, Boogaerts MA, Cimino R et al：Recombinant human erythropoietin in transfusion-dependent anemic patients with multiple myeloma and non-Hodgkin's lymphoma-a randomized multicenter study. Blood 87：2675-2682, 1996
83) Dammacco F, Castoldi G, Rodjer S：Efficacy of epoetin alfa in the treatment of anaemia of multiple myeloma. Brit J Haematol 113：172-179, 2001
84) Rogers S, Russell NH, Morgan AG：Effect of erythropoietin in patients with myeloma. Br Med J 301：667, 1990
85) Okuno Y, Takahashi T, Suzuki A et al：Expression of the erythropoietin receptor on a human myeloma cell line. Biochem Biophys Res Commun 170：1128-1134, 1990
86) Mittelman M, Neumann D, Peled A et al：Erythropoietin induces tumor regression and antitumor immune responses in murine myeloma models. Proc Natl Acad Sci USA 98：5181-5186, 2001
87) Bataille R, Manolagas SC, Berenson JR：Pathogenesis and management of bone lesions in multiple myeloma. Hematol Oncol Clin North Am 11：349-361, 1997
88) Valentin-Opran A, Charhon SA, Meunier PJ et al：Quantitative histology of myeloma-induced bone changes. Br J Haematol 52：601-610, 1982
89) Bataille R, Chappard D, Basle M-F：Quantifiable excess of bone resorption in monoclonal gammopathy is an early symptom of malignancy：a prospective study of 87 bone biopsies. Blood 87：4762-4769, 1997
90) Diamond T, Levy S, Day P et al：Biochemica, histomorphometric and densitometric changes in patients with multiple myeloma：effects of glucocorticoid therapy and disease activity. Brit J Haematol 97：641-648, 1997
91) Abildgaard N, Bentzen SM, Nielsen JL et al：Serum markers of bone metabolism in multiple myeloma：prognostic value of the carboxy-terminal telopeptide of type 1 collagen (ICTP). Brit J Haematol 96：103-110, 1997
92) Yasuda H, Shima N, Nakagawa N et al：Identity of osteoclastogenesis inhibitory factor (OCIF) and osteoprotegerin (OPG)：a mechanism by which OPG/OCIF inhibits osteclastogensis in vitro. Endocrinology 139：1329-1337, 1998
93) Simonet WS, Lacey DL, Dunstan CR et al：Osteoprotegerin：a novel secreted protein involved in the regulaion of bone density. Cell 18：309-319, 1997
94) Kwon BS, Wang S, Udagawa N et al：TRI, a new member of the tumor necrosis factor receptor superfamily, induces fibroblast proliferation and inhibits osteoclastogenesis and bone resorption. FASEB J 12：845-854, 1998

95) Yasuda H, Shima N, Nakagawa N et al : Osteoclast differentiation factor is a ligand for osteoprotegerin/osteoclastogensis-inhibitory factor and is identical to TRANCE/RANKL. Proc Natl Acad Sci USA 95 : 3597-3602, 1998
96) Anderson DM, Maraskovsky E, Billingsley WL et al : A homologue of the TNF receptor and its ligand enhance T-cell growth and dendritic-cell function. Nature 390 : 175-179, 1997
97) Wong BR, Rho J, Arron J et al : TRANCE is a novel ligand of the tumor necrosis factor receptor family that activates c-Jun N-terminal kinase in T cells. J Biol Chem 272 : 25190-25194, 1997
98) Lacey DL, Timms E, Tan HL et al : Osteoprotegerin ligand is a cytokine that regulates osteoclast differentiation and activation. Cell 93 : 165-176, 1998
99) Roux S, Meignin V, Quillard J et al : RANK (receptor activator of nuclear factor-kappaB) and RANKL expression in multiple myeloma. Br J Haematol 117 : 86-92, 2002
100) Yaccoby S, Pearse RN, Johnson CL et al : Myeloma interacts with the bone marrow microenvironment to induce osteoclastogenesis and is dependent on osteoclast activity. Br J Haematol 116 : 278-290, 2002
101) Sezer O, Heider U, Jakob C et al : Human bone marrow myeloma cells express RANKL. J Clin Oncol 20 : 353-354, 2002
102) Choi SJ, Cruz JC, Craig F et al : Macrophage inflammatory protein 1-alpha is a potential osteoclast stimulatory factor in multiple myeloma. Blood 96 : 671-675, 2000
103) Callander NS, Roodman D : Myeloma bone disease. Semin Hematol 38 : 276-285, 2001
104) Croucher PI, Shipman CM, Lippitt J et al : Osteoprotegerin inhibits the development of osteolytic bone disease in multiple myeloma. Blood 98 : 3534-3540, 2001
105) Giuliani N, Bataille R, Mancini C et al : Myeloma cells induce imbalance in the osteoprotegerin/osteoprotegerin ligand system in the human bone marrow environment. Blood 98 : 3527-3533, 2001
106) Seidel C, Hjertner O, Abildgaard N et al : Serum osteoprotegerin levels are reduced in patients with multiple myeloma with lytic bone disease. Blood 98 : 2269-2271, 2001
107) Pearse RN, Sordillo EM, Yaccoby S et al : Multiple myeloma disrupts TRANCE/osteoprotegerin cytokine axis to trigger bone destruction and promote tumor progression. Proc Natl Acad Sci USA 98 : 11581-11586, 2001
108) Cozzolino F, Torcia M, Aldinucci D et al : Production of interleukin-1 by bone marrow myeloma cells. Blood 74 : 380-387, 1989
109) Kawano M, Tanaka H, Ishikawa H et al : Interleukin-1 accelerates autocrine growth of myeloma cells through interleukin-6 in human myeloma. Blood 73 : 2145-2148, 1989
110) Kurihara N, Bertolini D, Suda T et al : IL-6 stimulates osteoclast-like multinucleated cell formation in long-term human marrow cultures by inducing IL-1 release. J Immunol 144 : 4226-4230, 1990
111) Garrett IR, Durie BGM, Nedwin GE et al : Production of the bone-resorbing cytokine lymphotoxin by cultured human myeloma cells. N Engl J Med 317 : 526-532, 1987
112) Johnson RA, Boyce BF, Mundy GR et al : Tumors Producing human tumor necrosis factor induced hypecalcemia and osteoclastic bone resorpion in nude mice. Endo-

crinology 124：1424-1427, 1989
113) Pfeilschifter J, Chenu C, Bird A et al：Interleukin-1 and tumor necrosis factor stimulate the formation of human osteoclast-like cells in vitro. J Bone Miner Res 4：113-118, 1989
114) Scheven BA, Milne JS, Hunter I et al：Macrophage-inflammatory protein-1 alpha regulates preosteoclast differentiation in vitro. Biochem Biophys Res Commun 254：773-778, 1999
115) Votta BJ, White JR, Dodds RA et al：CKbeta-8[CCL 23], a novel CC chemokine, is chemotactic for human osteoclast precursors and is expressed in bone tissues. J Cell Physiol 183：196-207, 2000
116) Abe M, Hiura K, Wilde J et al：Critical roles of macrophage inflammatory protein (MIP)-1 α and β in the development of osteolytic lesions in multiple myeloma. Blood in press
117) Han JH, Choi SJ, Kurihara N et al：Macrophage inflammatory protein-1 alpha is an osteoclastogenic factor in myeloma tha is independent of receptor activator of nuclear factor kappaB ligand. Blood 97：3349-3353, 2001

X. 骨髄腫の治療

　骨髄腫の治療は造血幹細胞移植の前処置（myeloablative chemotherapy）を含め化学療法が主体となる。治療は治癒を目的とするが，化学療法により骨髄腫に治癒が得られるか疑問視されている。いわゆる標準的な化学療法 standard or conventional chemotherapy により 5％程度の完全寛解 complete remission CR が得られるが[1]CRは治癒を意味せず，より高い緩解率の得られる多剤併用療法によっても MP 療法と比較し生存期間の延長は得られていない[2,3]。造血幹細胞移植は化学療法の効果を究極まで追求した試みと言えよう。自家造血幹細胞移植により生存期間の延長ははかれても，移植後再発する患者の累積状態を見ると化学療法により治癒が得られるとはとても思えない。

　同種骨髄移植の効果は graft versus myeloma GVM 効果に負うところが多い。GVM効果を含め免疫学的な治療，たとえば抗 IL-6 抗体，抗 IL-6 レセプター抗体，HM 1.24抗体療法などに，移植を含め化学療法により腫瘍量を小さくし minimal residual disease　MRD となった患者の治療に効果が期待できる。immunomodulator としての thalidomide, bisphosphonate に化学療法に匹敵する効果が得られるか今後の進展を見守りたい。

　ともあれ化学療法により治癒が得られなくとも，現在化学療法が骨髄腫の治療の首座を占めていることに変わりなく，比較的若い患者や予後の悪い患者に対し移植を含め高容量の化学療法が施され，高齢者や予後の良い患者に対し標準的な化学療法が行われている。これに対症ないし補助療法が付随する形としてあり，骨髄腫の治療成績の向上はこの補助療法に負うところが大きい。

　骨髄腫では骨破壊による疼痛や髄外腫瘤の見られることが多く放射線照射の機会が多い。また孤立性形質細胞腫，髄外性形質細胞腫に対し切除など，脊髄横断症状に対し椎

弓切除術など外科的処置が放射線照射と併用して行われる。

A．対症ないし補助療法

1．疼痛対策

　本症に多い疼痛は，化学療法が奏功する例では次第に軽減するが，疼痛の強い例に対し鎮痛剤の投与のほか，コルセットの装着，局所の放射線照射を行う。照射量は1日1.5〜3 Gy，総量30〜40 Gy程度で十分である。多少の疼痛があっても運動障害がなければできるだけ早く離床させるように努める。歩行などにより骨代謝が盛んとなり少なくとも非活動性萎縮は防げる。

　鎮痛剤の種類，投与法について日本緩和医療学会"癌疼痛治療ガイドライン"[4]に従い投与する。概略すると軽度から中等度の痛みに対し非ステロイド性消炎鎮痛剤NSAIDsかアセトアミノフェンを用いる。NSAIDs投与に際しその副作用に十分注意する。特に消化管粘膜障害に対しH_2ブロッカー，プロトンポンプインヒビター，ミソプロストール（ムコスタなど）などが予防薬となる。NSAIDsは最大投与量以上の投与や複数の併用はしない。NSAIDsはオピオイド（リン酸コデイン）との併用により相加的効果以上の鎮痛効果を示すことが多く，リン酸コデインは20 mg/回×4〜6回で開始，1日量200〜300 mgまで増量可能である。

　中等度以上の疼痛にモルヒネを使用する。モルヒネの投与は，始めてモルヒネの投与を受ける者，高齢者，呼吸機能障害患者，肝腎機能低下患者ではできるだけ少量から開始する。塩酸モルヒネなら4時間ごと，硫酸モルヒネ徐放錠（MSコンチン）なら8〜12時間ごとに投与する。副作用として便秘が最も多く，緩下剤の投与を考慮する。

2．腎障害，高カルシウム血症の対策

　十分な補液は特に腎障害や高カルシウム血症のある例で必要で，1日量2 L以上を利尿剤を用いてでも保つようにする。利尿剤としてfurosemide（ラシックス）20〜40 mg/日あるいはspironolactone（アルダクトン）25〜50 mg/日などがある。thiazide系の薬剤はカルシウムの排泄を減少させるので禁忌とされている。高カルシウム血症に対し水利尿，副腎皮質ステロイド（prednisone 30〜40 mg/日）が有効で，現在ではビスフォスフォネートの投与でほとんど問題なくなっている。

図 23 N. B. 臨床経過表

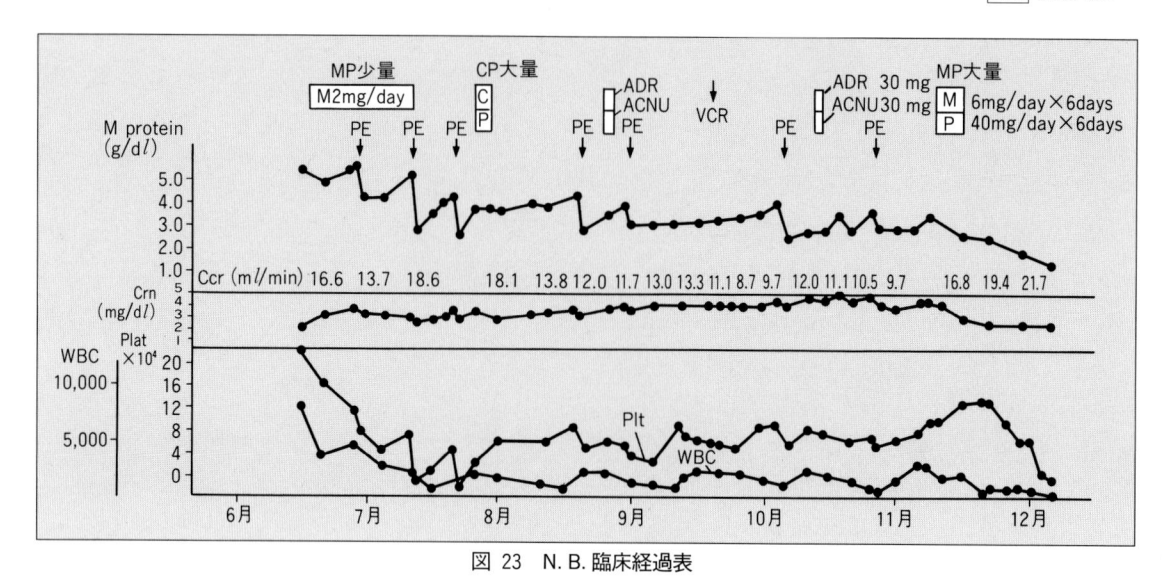

M：melphalan, P：prednisone, C：cyclophosphamide, ADR：adriamycin, VCR：vincristine, PE：plasma exchange

3. 過粘稠度症候群の対策

　過粘稠度症候群に対し plasmapheresis は有効で，既に 1950 年代より行われており，腎不全や意識障害の改善に速効的な効果をおさめてきた。連続血液成分分離装置など機器の性能の向上と各種血液製剤の導入により plasmapheresis の利用範囲が拡大されつつある。自験例を示すと

　症例：N. B. 57 歳，女性

　昭和 56 年 4 月貧血の精査のため某院受診，多発性骨髄腫と診断され，少量の prednisone を投与された。翌 57 年春頃より再度貧血の増強がみられ同年 6 月当科に入院した。強度の貧血と腎障害があり melphalan, prednisone の大量療法, cyclophosphamide, prednisone の大量療法, adriamycin, ACNU の静注などを順次行ったが，いずれも骨髄抑制の程度が強く，十分量投与することができなかった。この間腎障害が進行し尿量の減少が著しく，M蛋白の除去と腎機能の補正の意味で plasmapheresis を繰り返し腎不全への進行を食い止めていた。治療経過より MP 療法がもっとも有効と考え，MP 大量間欠療法を施行したところ，腫瘍量の低下があり寛解を得た（図 23）。

　本症例のように plasmapheresis を有効な化学療法を見いだすまでのつなぎとして，すなわち腎不全や過粘稠度症候群の予防をはかり化学療法剤の投与を可能な状態にしておく，あるいは症例によっては本療法だけで患者を維持することも可能であろう。事実，Leech ら[5]の報告した症例が後者の例にあたると思われる。彼らが報告した 2 例とも骨

融解像のない主に慢性腎不全の症状が前景に出ている例で，melphalan などの化学療法剤は骨髄抑制を強く惹き起こして十分量を与えることができず，主として週 2〜3 回の透析療法のみで 44〜45 カ月の生存が得られた。

マクログロブリン血症に対しても同様な例が報告されている[6]。

B．化学療法

M 蛋白が増加する，骨破壊が見られる，血清カルシウム値が上昇する，疼痛がみられる，貧血や出血傾向が見られるなどの患者に対し化学療法が施行される。無症候で Durie-Salmon の臨床病期分類 I の患者に化学療法を行うべきか否か Hjorth ら[7]の報告を基にしてみてみる。骨破壊のある患者はこの中に含まれていない。50 人の患者のうち 27 人が骨髄腫の診断時治療が開始され，残り 23 人の内 22 人は M 蛋白の増加，貧血，腎症状の発現時治療が開始されている（一人は 6 年以上無症候のまま）。結果は両グループとも平均生存期間 52 カ月と変わらず，早期に加療する意味はないと結論している。

化学療法として表 20 に示すように melphalan, cyclophosphamide などアルキル化剤をベースにして，これに nitrosourea 系（MCNU, ACNU），vinca alkaloid（vincristine, vindesine），anthracyclin 系（adriamycin, mitoxantrone）の薬剤を配する各種メニューがあり，これに副腎皮質ホルモン（prednisolone, dexamethasone）を併用する。

A）寛解導入療法
1）melphalan

骨髄腫に対する化学療法の歴史は古く 1940 年代頃から urethan などを用いて治療されていたが，真に寛解率の向上，寛解期間の延長をもたらしたのは melphalan（Alkeran）でその後多数の薬剤が導入されたにもかかわらず，melphalan を凌駕するものはこれまでに得られていない。わが国では経口薬のみ認可され注射薬は造血幹細胞移植の前処置にのみ認可されているので，いわゆる melphalan の大量投与法は一般的に行うことはできない。

melphalan の薬物動態を図 24 に示す。

melphalan を経口投与する場合，食事の影響が大きいので早朝空腹時に投与する。また melphalan はアルカリ性で効果が落ちるとされ，たとえば H_2-ブロッカーやプロトンポンプインヒビターなどの制酸剤との併用投与で生物学的利用能 bioavailability が 30% 減ずるという。図 24 は 8 mg の melphalan を経口投与した場合の血清濃度曲線下面積 $AUC_{0\to\infty}$ で，$0.6\ \mu g \cdot hr/ml$ は 30 mg の melphalan を静注した場合の $1.35\ \mu g \cdot hr/$

表 20 多発性骨髄腫の化学療法

療法	薬剤名	投与法
1. MP療法	少量持続投与法 メルファラン プレドニソロン 大量間欠投与法 メルファラン プレドニソロン	 2 mg 毎日, 経口 10 mg 隔日, 経口 6.5 mg/m²/日, 経口, 4日間 60 mg/m²/日, 経口, 分3, 4日間
2. CP療法	少量持続投与法 シクロホスファミド プレドニソロン 大量間欠投与法 シクロホスファミド プレドニソロン またはシクロホスファミド プレドニソロン	 25～150 mg/日, 毎日, 経口 10 mg 隔日, 経口 500～1,000 mg 点滴静注, 第1日 60 mg/m²/日, 経口, 分3, 4日間 150～250 mg/m²/日静注, 週1回 100 mg 経口, 分3, 隔日
3. MVP, CVP療法	メルファラン ビンクリスチン プレドニソロン またはメルファランにかえて シクロホスファミド	6.5 mg/m²/日, 経口, 4日間 1～1.5 mg/body 静注, 第1日 60 mg/m²/日, 経口, 4日間 500～1,000 mg/m² 静注, 第1日
4. VCAP療法	ビンクリスチン シクロホスファミド アドリアマイシン プレドニソロン	1～1.5 mg 静注, 第1日 100 mg/m²/日, 経口, 4日間 25 mg/m² 静注, 第1日 60 mg/m²/日, 経口, 4日間
5. MCNU-VMP療法	MCNU ビンデシン メルファラン プレドニソロン	70 (50～100) mg/m² 静注, 第1日 3 mg 静注, 第1日 6.5 mg/m²/日, 経口, 4日間 60 mg/m²/日, 経口, 4日間
6. M-2プロトコール	メルファラン シクロホスファミド MCNU ビンクリスチン プレドニソロン	0.1 mg/kg/日, 経口, 7日間 または 0.25 mg/kg/日, 経口, 4日間 10 mg/kg 静注, 第1日 70 (50～100) mg/m² 静注, 第1日 1～1.5 mg 静注, 第1日 1 mg/kg/日, 経口, 7日間 以後次第に減量
7. プレドニン・パルス療法	プレドニソロン	60 mg/m²/日, 経口, 5日間 5日間/週で3週間続け1コースとする
8. VAD療法	ビンクリスチン アドリアマイシン デキサメタゾン	0.4 mg/日, 4日間連続点滴静注 9 mg/m²/日, 4日間連続点滴静注 40 mg 点滴静注, 4日間
9. ABCM療法	アドリアマイシン BCNU (MCNU) シクロホスファミド メルファラン	30 mg/m²静注, 第1日 70 (50～100) mg/m²静注, 第1日 100 mg/m²/日, 経口, 第22～25日 6 mg/m²/日, 経口, 第22～25日 6週おきに反復

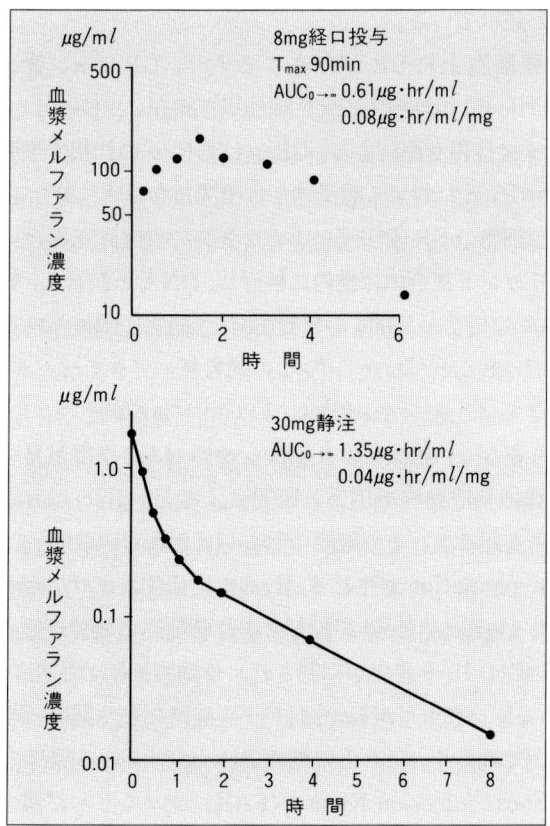

図 24　経口投与ないし静注時の血中メルファラン濃度
AUC：血清濃度曲線下面積

ml と比べ予想外に良い。

2）MP 療法

　Alexanian ら[8]や Costa[9]によりその有用性が報告されたもので，たとえば Alexanian によると melphalan 単独で 32%，平均生存期間 18 カ月に対しこの療法によると寛解率 65%，平均生存期間 24 カ月の成績が得られている。しかしながら Costa も報告しているように good risk の患者（病期 II，III で合併症のない症例も含めて）に投与するとよく，poor risk の患者には平均生存期間を短縮させるという。Medical Research Council（MRC）ら[10]の成績によると prednisone を加えても平均生存期間の延長はないとされている。

　glucocorticoid の骨髄腫細胞に対する作用機序は明らかでない。Paule ら[11]は glucocorticoid は IL-6 を介して骨髄腫細胞のアポトーシスや細胞周期を変えること，また骨髄腫細胞の正常ないし変異 glucocorticoid 受容体 GR の数やストローマ細胞から産生される IL-6 や可溶性 IL-6 受容体などが glucocorticoid に対する抵抗性と関係し

以上のことをBarlogie[81]の言葉を借りてもう一度述べてみると，high-dose therapyはCR, EFS, OSの点でstandard therapyを駿駕し50%，3年以上，6年以上の各成績を挙げている。またgraft中のCD 34が多ければ多いほど生着が良く，MDSや二次性白血病などの合併が少ない。graft中の腫瘍細胞を積極的に除いてもそう成績は上がらないようで，その処置により却って免疫系の再構築が遅れそうだ，ということになろう。

表24に代表的な施設での自家移植の成績を挙げたが，Arkansas大学以外のは1回の移植の成績である。2度移植により高い完全寛解率が確実に得られるが，OS, EFS/RESとなると期待したほどの成績が得られていない。同種幹細胞移植について次項で述べるが，移植後のearly deathが30～50%と高く，この10年くらい自家移植に城を空け渡した感があるが，自家移植でCRが得られても長期持続することがまれで，同種移植におけるgraft versus myeloma GVM効果の重要性が再認識され始めているところである。

B）同種造血幹細胞移植

Thomasら[86]が急性白血病100例の同種骨髄移植の成績を発表したのは1977年で，骨髄腫に対する同種骨髄移植の報告はそれより遅れ1982年の事である。1982年の二つの報告は一卵性双生児からの骨髄移植で[87,88]，1984年のOzerら[89]のはHLA適合兄弟間骨髄移植例である。syngeneicな移植はその後少数例に行われているが，GVHD, GVM効果のないせいか再発が多く，腫瘍量の少ない病初期の症例に限るべきと言われている。Gahrtonらは1983年より骨髄腫に対し同種移植を始め最初のHLA適合兄弟間移植の報告は1986年である[90]。以後European Group for Blood and Marrow transplantation centerが中心となって骨髄腫に対しHLA適合兄弟からの同種造血幹細胞移植が進められた。その総集編とも言うべき成績が2001年Gahltonらにより報告されたので，それをもとにして骨髄腫に対する同種造血幹細胞移植の成績を述べてみる[91]（表26）。

1983年から1998年の間に690人の骨髄腫患者に同種移植が行われている。これを1983～93年の334人（A群）と1994～98年の356人（B群）の2群に別け，B群をさらにgraftの出所によって223人の骨髄（B-M群）と133人の末梢血幹細胞（B-P群）の2群に別けて成績を見ている。CRは移植後6カ月目でA群53%，B-M群54%，B-P群50%，2年目で60, 60, 54%となっていて群間で有意差はない。OSはA群10カ月，B群では2群の間に差がなく50カ月となっている。transplant-related mortality TRMはA, B-M, B-P群の移植後6カ月の時点で38%，21%，25%，2年目の時点で46%，30%，37%となっている。以上からB群の生存期間の延長はTRMの大幅な減少によるもので，TRM減少の理由として移植を早期に行う事により感染や間質性肺炎の頻度をへらせたこと，また末梢血幹細胞移植により生着を早める事が出来ても生存期間の延長には繋がらない事などが言える。

acute GVHDによる死亡者はむしろB-P群に多く，B-M群で死亡者の11%，TRM

表 26 同種移植

施設（文献）	症例数	前処置	TRM	完全寛解率	OS	EFS/RFS
European Group for Blood and Marrow Transplantation (Gahrton, et al. 2001)	early 334	variable	early 46%	early 60%	early m. 10 months 32% at 4 years	early m. 7 months
	late 356		late BM 30% PB 37%	late BM 60% PB 54%	late m. 50 months BM 50% at 4 years	late BM m. 19 months PB m. 15 months
Seattle (Bensinger, et al. 1996)	80	BU+CY and/or TBI	66%	36%	24%±.17% at 4.5 years	20%±.1% at 4.5 years

early：1983〜1993 年の移植。late：1994〜1998 年の移植。BM：graft が骨髄由来。PB：graft が末梢血幹細胞由来。

の 18％を占めるのに対し，B-P 群で死亡者の 27％，TRM の 32％を占める。移植を受けた患者全体から見ると B-M 群でおよそ 5％，B-P 群のおよそ 10％が acute GVHD で死亡することになる。

　Seattle の Bensinger ら[92]の成績をみると，CR 36％，PR 22.5％，OS，EFS は 4 年半目で 24％±0.17％，20％±0.10％，CR が得られたものだけで見ると OS，EFS は 4 年半目で 50％±0.21％，43％±0.17％となっている。TRM は 66％，grade 3，4 の acute GVHD は 18.8％に見られている。

　これらの成績をみると，特に Gahrton が言うよう TRM が 46％から 30％台に減らす事ができたとしても，なお 3 割の患者が死亡する事実を見ると同種移植は予後の悪い若年者に限り行うべきであろう。

D．サリドマイド，ビスフォスフォネート

A）サリドマイド

　骨髄腫にサリドマイドが用いられたのは Forsyth ら[93]（1996 年）の報告が最初で，既

に動物実験で確かめられていた同種骨髄移植後の GVHD の治療に用いられた。兄弟から骨髄を得，急性 GVHD を経て 6 週目に CR が得られた患者で，移植後 6 カ月目に肺の GVHD を発症しサリドマイドが使用されている。移植後 3 年経過し患者は元気に暮しているというが，この内容からサリドマイドが骨髄腫の病態にどう影響したかは不明である。

サリドマイドは初め眠剤として用いられ催奇形成のため 1960 年代に忌避された薬であるが，その後ハンセン病に用いられ，1988 年頃より同種移植後の GVHD の予防や治療に用いられるようになった。作用機作について不明な点が多くその使用中に軸索性運動知覚性ニューロパシーや免疫抑制作用のせいか劇症型肺炎など感染症を発症することが報告されている。

最近，腫瘍の増殖と血管新生の関係が取りざたされており骨髄腫でも造血器腫瘍ながらその活動期に血管新生が骨髄で認められている[94,95]。血管新生抑制因子により腫瘍の増殖を抑えようとする試みは多数あり，サリドマイドにも抑制因子としての作用のあることが動物実験で明らかにされた[96,97]。骨髄腫にサリドマイドが使われるのも時間の問題と考えられていたが，1999 年 Singhal ら[98]により，さらに 2001 年[99]同施設よりまとまった数の治験報告がされた。169 人の進行性ないし治療抵抗例（その内 76％の患者は 1 回以上の幹細胞移植を受け，67％に染色体異常が見られている）にサリドマイドを投与し，CR ないし CR に近い結果が 14％に，PR 以上 30％，MR 以上 37％の成績が得られ，有効例で骨髄所見，貧血の改善が見られている。84 人の生存者の平均 22 カ月の追跡で 2 年 EFS, OS は 20％±6％，48％±6％となっている（図 25）。サリドマイドの 3 カ月間の総投与量と治療効果の関連を見ると 42 g 以上投与した例で良好な寛解率（54％ vs 21％：p＜0.001）と 2 年生存率（63％±8％ vs 45％±13％：p＜0.001）が得られている。効果は比較的早く得られ，MR 以上の患者で 70％は 2 カ月以内に，90％は 4.5 カ月以内に得られている。正常核型で骨髄腫細胞の labelling index の低い患者に寛解の得られることが多い。

サリドマイドが化学療法の効果を高め，薬剤耐性を打破するかもしれないとして[100]，Moehler ら[101]はサリドマイドと共に cyclophosphamide, etoposide, dexamethasone (T-CED) を salvage 療法として用いている。CED は melphalan や adriamycin と交差耐性を示さない[102]。CR 4％，PR 64％と良好な成績が得られている。

サリドマイドの投与法についていまだ確定されたものはない。50〜100 mg/日の少量でも有効との報告もあるが[103]，通常 200 mg/日連日投与で 2 週間ごとに 200 mg/日ずつ 800 mg/日まで上げる。副作用として便秘，脱力感，疲労感，傾眠，末梢神経炎などがあり，高用量でほぼ必発で，52％に grade 3, 4 の重い副作用（錯乱，嘔吐，深部静脈血栓，甲状腺機能低下症，徐脈）が見られる。dexamethasone との併用で重篤な中毒性表皮壊死症が生じたとの報告もある[104]。大部分の副作用は減量，休薬で消失する。

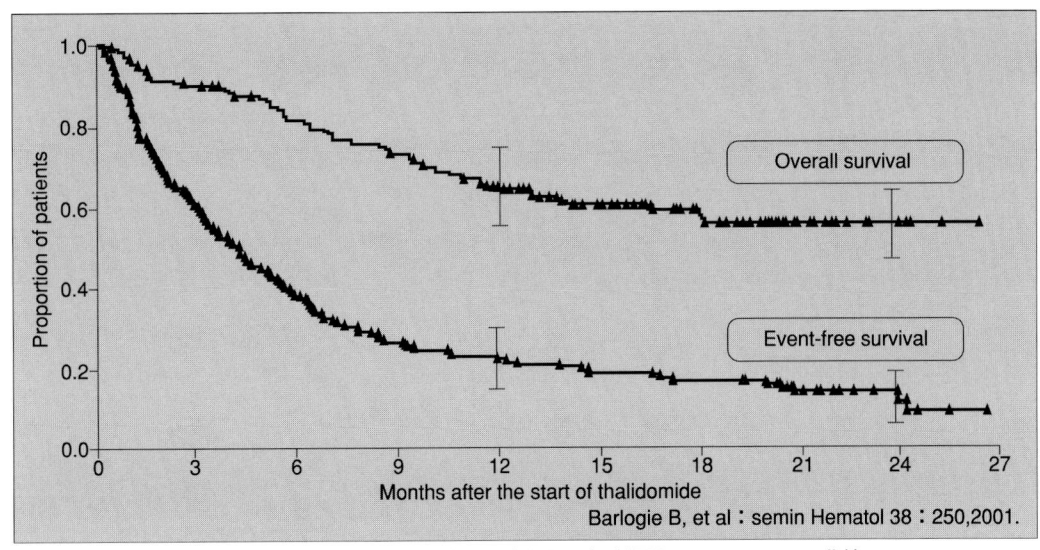

図 25　サリドマイド投与患者の生存期間と無病期間の Kaplan-Meier 曲線

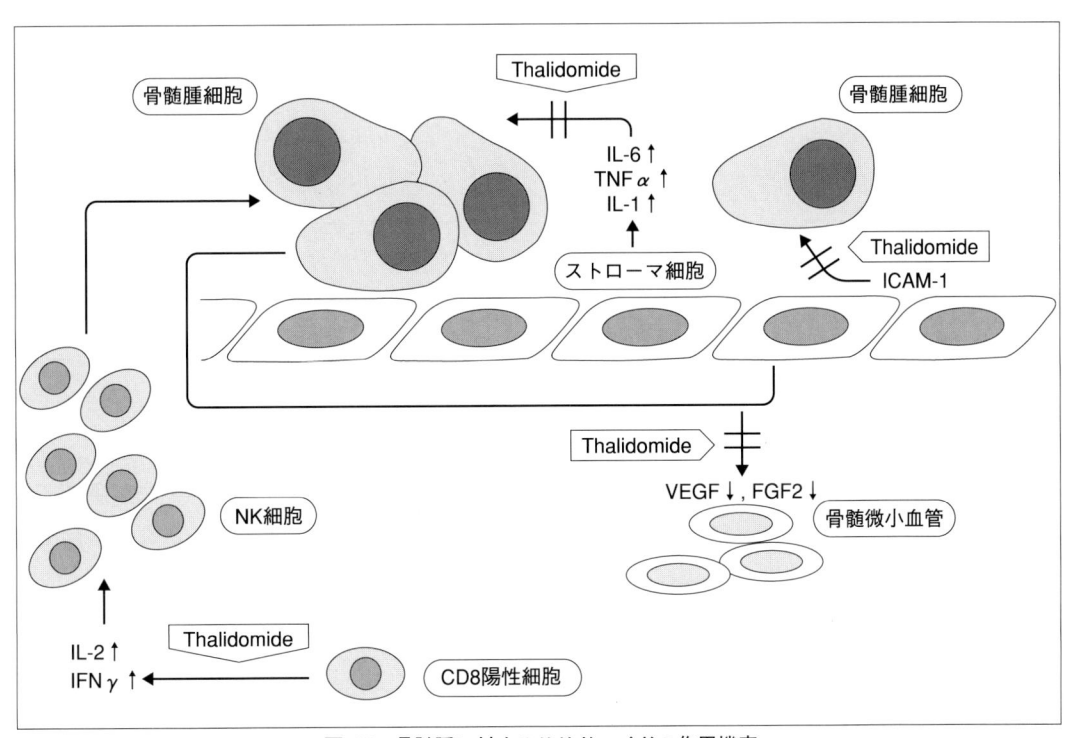

図 26　骨髄腫に対するサリドマイドの作用機序

骨髄腫に対するサリドマイドの免疫調整作用として 1) サリドマイドがストローマ細胞の ICAM-1 を修飾して骨髄腫細胞上の Muc-1 との結合を阻害し，骨髄腫細胞の生存や増殖を抑える[105]。2) IL-6，IL-1β，TNF-α，IL-10 の産生や活性を抑える[106]。3) ストローマ細胞や骨髄腫細胞からの VEGF や FGF 2 の産生を抑制し，血管新生抑制作用を示す[96]。4) サリドマイドは骨髄腫患者の CD 8$^+$T 細胞を刺激し，IFN や IL-2 の産生を促す。この IL-2 により増殖し活性化された NK 細胞が骨髄腫細胞に対し殺細胞効果を及ぼす[107,108]，などが挙げられている（図26）。

B）ビスフォスフォネート

骨破壊は多発性骨髄腫を特徴づける重要な病態であるが，最近までこれに対処する有効な手だてがなかった。1996 年 Berenson ら[109]はビスフォスフォネートの一つ，パミドロネートが骨髄腫患者の骨関連事象 skeletal related events SRE（高カルシウム血症，骨折，疼痛，骨密度）を改善することを報告し，ビスフォスフォネートは俄然注目されるところとなった。もちろんこの報告以前に同じビスフォスフォネートのエチドロネート[110]，クロドロネート[111]を骨髄腫に投与した成績はあるが，さしたる成績が得られず，注目を浴びるには至らなかった。

1）薬理学的特性と種類

ビスフォスフォネートは，生理的に存在して石灰化抑制作用や骨吸収抑制作用を有するピロリン酸の誘導体で，図27に示すように O が C に変わり生体内で安定した形で存在する物質である。ビスフォスフォネートの骨吸収抑制作用は石灰化抑制作用がほとんど生じない少量域で示され，R 1 側鎖の構造により大きく左右される。便宜的に R 1 側鎖に全く窒素を含まないものを第一世代の，窒素を含むが環状構造をとらないものを第二世代の，窒素を含み環状構造をとるものを第三世代のビスフォスフォネートと呼んでいる。表27 に各世代のビスフォスフォネートの化学名と商品名，エチドロネートの骨吸収抑制能を 1 とした場合の効力を示す。

ビスフォスフォネートを経口投与した場合きわめて吸収率は低く，1～10％とされている[112]。吸収されたビスフォスフォネートは骨のハイドロキシアパタイトに強い親和性を示し，特異的に骨に分布し，その濃度は血中より高い。血中のビスフォスフォネートも代謝を受けず尿から速やかに排泄される。

2）作用機序

ビスフォスフォネートの骨吸収抑制作用の機序についていろいろあるが，特にビスフォスフォネートの投与により破骨細胞の波状縁の消失や細胞数の減少のみられることから，破骨細胞への影響が一番だとする考えが一般的である。破骨細胞が骨を吸収する際，透明層 clear zone が形成され骨との間に完全に閉鎖された空間（シーリングゾーンという）が形成され，核はシーリングゾーンの反対側に移動する。この現象を破骨細胞

X. 骨髄腫の治療

ピロリン酸

ビスフォスフォネート

ビスフォスフォネートではP-O-PがP-C-Pとなっており、R1側鎖の構造からいくつかのタイプに分類される

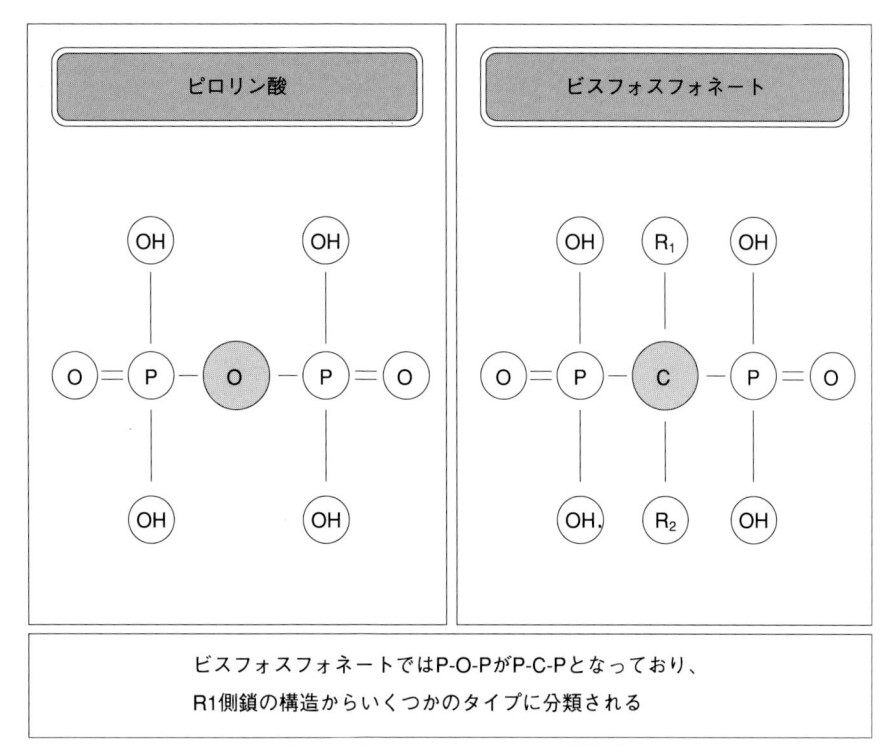

図 27 ビスフォスフォネートの構造式

表 27 ビスフォスフォネート

第一世代	第二世代	第三世代	効力
エチドロネート（ダイドロネル錠）			1
クロドロネート		チルドロネート	10
	パミドロネート（アレディア注）		100
	ネリドロネート		
	アレンドロネート	インカドロネート	1,000
	（オンクラスト注）	（ビスフォナール注）	
	（テイロック注）	EB-1053	
	（フォサマック錠）		
	（ボナロン錠）		
	オルパドロネート		
	イバンドロネート	リセドロネート	10,000
		（ベネット錠）	
		（アクトネル錠）	
		ゾレドロネート（ゾメタ）	>100,000
		ミノドロネート（YM 529錠）	

注は注射液，錠は錠剤を表す

の極性化とよんでいるが，ビスフォスフォネートはこの破骨細胞の極性化や波状縁を形成するための細胞内シグナル伝達経路を選択的に阻害すると報告されている[113,114]。

　この点をさらに詳しくみると，R1側鎖にアミノ基を含んだアルキル鎖ビスフォスフォネート（アレンドロネート，パミドロネート，イバンドロネートなど）や窒素を含んだ環状構造をもつビスフォスフォネート（インカドロネート，リセドロネートなど）は，破骨細胞においてコレステロール合成の中間産物であるメバロン酸代謝経路におけるファルネシルピロリン酸FPPからゲラニルゲラニルピロリン酸GGPPへの変換を阻害する。その結果GGPPによる細胞内の低（小）分子（量）GTP結合蛋白（Rac，Rho，Rabなど）のプレニレーションが抑制される。Racは波状縁のrufflingに深く関与し，Rabは膜の貫通や小胞の輸送に，Rhoはアポトーシスに関与するので，ビスフォスフォネートの投与で，これらG蛋白の機能が失われ，破骨細胞の骨吸収能の抑制やアポトーシスが誘導されることになる[115,116]。

　エチドロネートやクロドロネートなどのビスフォスフォネートでは，加水分解されないATPアナログが合成され，これが細胞毒として働くことによって破骨細胞のアポトーシスを誘導すると考えられる[117]。

　ビスフォスフォネートにはimmunomodulatorとしての作用もある。$\gamma\delta$T細胞を刺激しサイトカイン（IFN）を介して骨髄腫細胞を攻撃する[118]，あるいはパミドロネートやゾレドロネートなどはストローマ細胞のIL-6の産生を阻害する[119]，細胞の接着因子を修飾して薬剤耐性を解除する[120]などの作用がある。骨髄腫細胞のアポトーシス誘導の機序も上に述べたメバロン酸経路の障害作用による[121]。

3）副作用

　ビスフォスフォネートの経口投与により時に胃腸障害（吐き気，食欲不振，嘔吐，腹痛，下痢など）が見られる。静注の場合の重大な副作用として腎障害がある。これは，ビスフォスフォネートの血中濃度を急に上げるとカルシウムと結合して不溶性の物質を作り，腎の濾過機能を障害するためである。投与量の多いエチドロネート，クロドロネートで指摘されたもので[122]，力価が高く投与量の少ないビスフォスフォネート（パミドロネートなど）では問題とならない。1mg/分の投与速度が標準的とされる[123,124]。

　ビスフォスフォネートの投与により一過性に急性相反応が生じ，発熱，CRPの上昇などが見られる[125]。

4）ビスフォスフォネートの骨髄腫に対する臨床試験

1991年，1992年と引きつづき第一世代のビスフォスフォネート，エチドロネート[110]，クロドロネート[111]の臨床治験が報告されたが，見るべき成績は得られなかった。クロドロネートについては1998年MRC[126]からも報告され，ここではプラセボ群と比較し椎骨以外の骨折が6.8%ν13.2%，p=.04，椎骨骨折が38%ν55%，p=.01と有意に減少し，高カルシウム血症も半分に減少している。24カ月の投与で背部痛が10.9%ν19.9%，p=.01，PS 0-IIが30.5%ν18.3%，p=.03とクロドロネート投与群に良い成績が得られている。この患者群についてはさらに長期間観察され，2001年の報告で[127]，患者全体ではクロドロネート投与群とプラセボ群とで平均生存期間に差はないが，エントリー時椎骨骨折のない患者群で見るとクロドロネート投与群で59カ月対37カ月と有意に（p=0.004）生存期間の延長が認められている。

パミドロネートの経口投与について見るべき成績は得られなかったが[128]，静脈投与では先に述べたBerensonらの成績があり，この報告によりビスフォスフォネートはサリドマイドと共に骨髄腫の治療薬として化学療法に並ぶ地位を占めるに至った。

Berensonらはstage IIIで少なくとも1個所の骨病変を有する患者に90 mgのパミドロネートを月1回点滴静注し9カ月後の成績を報告しているが，プラセボ群と比較し有意に（p<.001）SREが減少し，しかも年間当たり1：2のSREの減少を見ている。さらに12カ月，合わせて21サイクル投与後の成績も報告しているが[129]（図28），パミドロ

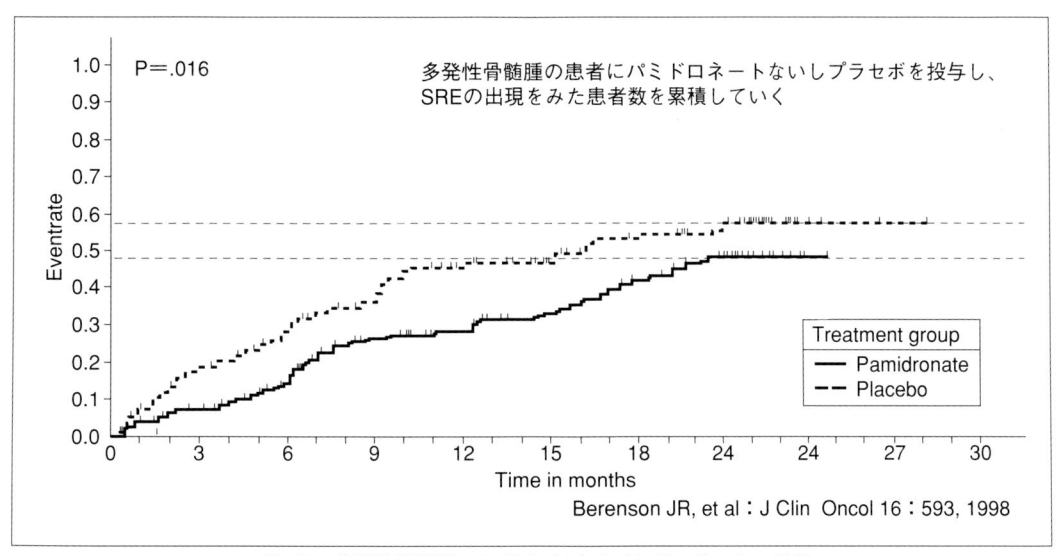

図28　多発性骨髄腫のSREに対するパミドロネートの効果

ナール抗体はヒト骨髄腫細胞を植え込んだモデルマウスの腫瘍を縮小させる[163]。ヒト型化抗 HM 1.24 抗体は in vitro で骨髄腫細胞に対し抗体依存性細胞障害 antibody-dependent cell-mediated cytotoxicity ADCC 活性を示す[164]。現在臨床治験が進められている。

2．ワクチン療法

抗原としてイディオタイプ蛋白やいわゆる遺伝子銃といわれる DNA[165,166]，そのほか MUC 1 などの表面抗原がある[167]。これらの抗原で担癌患者を免疫すると腫瘍細胞特異的 T リンパ球 cytotoxic T lymphocyte CTL が誘導される。

臨床的に用いられているのはイディオタイプ蛋白で，これで直接免疫したり[168]，患者の樹状細胞をイディオタイプ蛋白でパルスした後患者に戻す方法が行われている[169,170]。

3．養子免疫療法

in vitro で CTL を育て，患者に戻す療法である。腫瘍細胞特異的なものとして，骨髄腫細胞の CD 40 を活性化させ，照射した後混合培養して骨髄腫細胞特異的 T 細胞を誘導させ体内に戻す方法があり[171]，非特異的なものとして過去に行われた lymphokine (IL-2) activated killer cell LAK 療法などがある[172]。

文献

1) van Hoeven KH, Reed LJ, Factor SM：Autopsy-documented cure of multiple myeloma. 14 years after M-2 chemotherapy. Cancer 60：1472-1474, 1990
2) Gregory WM, Richard MA, Malpas JS：Combination chemotherapy versus melphalan and prednisolone in the treatment of multiple myeloma：An overview of published trials. J Cli Oncol 10：334-342, 1992
3) Myeloma Trialists Collaborative Group：Combination chemotherapy versus melphalan plus prednisone as treatment for multiple myeloma：an overview of 6,633 patients from 27 randomized trials. J Clin Oncol 16：3832-3842, 1998
4) 日本緩和医療学会「がん疼痛治療ガイドライン」作成委員会：Evidence-based medicine に則ったがん疼痛治療ガイドライン（第1版）．1999
5) Leech SH, Polesky HF, Shapiro FL：Chronic hemodialysis in myelomatosis. Ann Int Med 77：239-242, 1972
6) Buskard NA, Galton DA, Goldman JM et al：Plasma exchange in the long-term management of Waldenström's macroglobulinemia. Can Med Assoc J 117：135-137, 1977

7) Hjorth M, Hallquist L, Holmberg E et al : Initial versus deferred melphalan-prednisone therapy for asymptomatic multiple myeloma stage I : a randomized study of the Myeloma Group of Western Sweden. Eur J Haematol 50 : 95-102, 1993
8) Alexanian R, Haut A, Khan AU et al : Treatment of multiple myeloma : Combination chemotherapy with different melphalan dose regimens. JAMA 208 : 1680-1685, 1969
9) Costa G : Melphalan and prednisone : an effective combination for the treatment of multiple myeloma. Am J Med 54 : 589-599, 1973
10) a) Medical Research Council's Working Party on Leukaemia in Adults : Report on the second myelomatosis trial after 5 years of follow-up. Br J Cancer 42 : 813-822, 1980
 b) 1980 MRC Working Party on Leukaemia in Adults : Treatment comparisons in the third MRC myelomatosis trial. Br J Cancer 42 : 823-830, 1980
 c) Palva IP, Ala-Harja K, Almquist A et al : Corticosteroid therapy is not beneficial in multiple-drug combination chemotherapy for multiple myeloma. Finnish Leukaemia Group. Eur J Haematol 52 : 98-101, 1993
11) Paule B, Clerc D, Brion N : Glucocorticoids and multiple myeloma. Mechanism of action, resistance and clinical use. Ann Med Interne (Paris) 149 : 502-507, 1998
12) Murakami T, Togawa A, Satoh H et al : Glucocorticoid receptor in multiple myeloma. Eur J Haematol 39 : 54-59, 1987
13) Gomi M, Moriwaki K, Katagiri S et al : Glucocorticoid effects on myeloma cells in culture : Correlation of growth inhibition with induction of glucocorticoid receptor messenger RNA. Cancer Res 50 : 1873-1878, 1990
14) de Lange P, Segeren CM, Koper JW et al : Expression in hematological malignancies of a glucocorticoid receptor splice variant that augments glucocorticoid receptor-mediated effects in transfected cells. Cancer Res 61 : 3937-3941, 2001
15) Krett NL, Pillay S, Moalli PA et al : A variant glucocorticoid receptor messenger RNA is expressed in multiple myeloma patients. Cancer Res 55 : 2727-2729, 1995
16) Karkera JD, Taymans SE, Turner G et al : Deletion of a consensus oestrogen response element half-site in the glucocorticoid receptor of human multiple myeloma. Br J Haematol 99 : 372-374, 1997
17) Beato M : Gene regulation by steroid hormones. Cell 56 : 335-344, 1989
18) Ray A, LaForge S, Sehgal PB : On the mechanism for efficient repression of the interleukin-6 promoter by glucocorticoids : Enhancer, TATA Box and RNA start site occlusion. Mol Cell Biol 10 : 5736-5746, 1990
19) Hardin J, MacLeod S, Grigorieva I et al : Interleukin-6 prevents dexamethasone-induced myeloma cell death. Blood 84 : 3063-3070, 1994
20) Chauhan D, Hideshima T, Pandey P et al : RAFTK/PYK 2-dependent and -independent apoptosis in multiple myeloma cells. Oncogene 18 : 6733-6740, 1999
21) Rivers SL, Whittington RM, Patno ME : Comparison of effect of cyclophosphamide and a placebo in treatment of multiple myeloma. Cancer Chemother Rep 29 : 115-119, 1963
22) Korst DR, Clifford GO, Fowler WM et al : Multiple myeloma : II. analysis of cyclo-

phosphamide therapy in 165 patients. JAMA 189：758-762, 1964
23) Rivers SL, Whittington RM, Patno ME：Comparison of effect of cyclophosphamide and a placebo in treatment of multiple myeloma. Cancer Chemother Rep 29：115-119, 1963
24) Korst DR, Clifford GO, Fowler WM et al：Multiple myeloma：II. analysis of cyclophosphamide therapy in 165 patients. JAMA 189：758-762, 1964
25) Bergsagel DE, Cowan DH, Hasselbach R：Plasma cell myeloma：Response of melphalan-resistant patients to high-dose intermittent cyclophosphamide. Can Med Assoc J 107：851-855, 1972
26) Brandes LJ, Israels LG：Weekly low-dose cyclophosphamide and alternate-day prednisone：an effective low-toxicity regimen for multiple myeloma. Eur J Haematol 39：362-368, 1987
27) Lenhard RE, Oken MM, Barnes JM et al：High-dose cyclophosphamide：An effective treatment for advanced refractory multiple myeloma. Cancer 53：1456-1460, 1984
28) Farhangi M, Osserman EF：The treatment of multiple myeloma. Semin Hematol 10：149-161, 1973
29) Barlogie B, Smith L, Alexanian R：Effective treatment of advanced multiple myeloma resistant to alkylating agents. N Engl J Med 310：1353-1356, 1984
30) Browman GP, Belch A, Skillings J et al：Modified adriamycin-vincristine-dexamethasone (m-VAD) in primary refractory and relapsed plasma cell myeloma：an NCI (Canada) pilot study. Br J Haematol 82：555-559, 1992
31) Salmon SE：Intermittent high-dose prednisone therapy for multiple myeloma. Cancer Chemother Rep 51：179-187, 1967
32) Alexanian R, Yap BS, Bodey GP：Prednisone pulse therapy for refractory myeloma. Blood 62：572-577, 1983
33) Alexanian R, Barlogie B, Dixon DO：High-dose glucocorticoid treatment for resistant multiple myeloma. Ann Intern Med 105：8-11, 1986
34) Salmon SE, Crowley JJ, Grogan TM et al：Combination chemotherapy, glucocorticoids, and interferon alpha in the treatment of multiple myeloma：a Southwest Oncology Group study. J Clin Oncol 12：2405-2414, 1994
35) Samson D, Gaminara E, Newlsnd AC et al：Infusion of vincristine and doxorubicin with oral dexamethasone as first-line therapy for multiple myeloma. Lancet 2：882-885, 1989
36) Sonneveld P, Lokhorst HM, Vossebeld P：Drug resistance in multiple myeloma. [Review] Semin Hematol 34：34-39, 1997
37) Alexanian R, Barlogie B, Tucker S：VAD-based regimens as primary treatment for multiple myeloma. Am J Hematol 33：86-89, 1990
38) Alexanian R, Dimopoulos MA, Delasalle K et al：Primary dexamethasone treatment of multiple myeloma. Blood 80：887-890, 1992
39) Gore ME, Selby PJ, Viner C et al：Intensive treatment of multiple myeloma and criteria for complete remission. Lancet 2：879-882, 1989
40) Gimsing P, Bjerrum O, Brandt E et al：Refractory myelomatosis treated with mitoxantrone in combination with vincristine and prednisone (NOP-regimen)：a

phase II study. Br J Haematol 77 : 73-79, 1991

41) Wisloff F, Gimsing P, Hedenus M et al : Bolus therapy with mitoxantrone and vincristine in combination with high-dose prednisone (NOP-bolus) in resistant multiple myeloma. Eur J Haematol 48 : 70-74, 1992

42) Cook G, Sharp RA, Tansey P et al : A phase I/II trial of Z-Dex (oral idarubicin and dexamethasone), an oral equivalent of VAD, as initial therapy at diagnosis or progression in multiple myeloma. Br J Haematol 93 : 931-934, 1996

43) Ballester OF, Moscinski LC, Fields KK et al : Dexamethasone, cyclophosphamide, idarubicin and etoposide (DC-IE) : a novel, intensive induction chemotherapy regimen for patients with high-risk multiple myeloma. Br J Haematol 96 : 746-748, 1997

44) Adam Z, Elbl L, Vorlicek J et al : Treatment of refractory multiple myeloma with vincristine, adriamycin, dexamethasone, and with repeated application of cyclophosphamide. Acta Med Austriaca 21 : 111-115, 1994

45) Delain M, Linassier C, Petitdidier C et al : VAD-PECC regimen in the treatment of advanced-stage multiple myeloma. J Clin Oncol 12 : 2706-2713, 1994

46) Gockerman JP, Bartolucci AA, Nelson MO et al : Phase II evaluation of etoposide in refractory multiple myeloma : a Southeastern Cancer Study Group trial. Cancer Treat Rep 70 : 801-802, 1986

47) Kato Y, Takeda H, Mihara H et al : Oral low-dose etoposide therapy for relfractory multiple myeloma with extramedullary involvement. Intern Med 34 : 1023-1026, 1995

48) Barlogie B, Velasquez US, Alexanian R et al : Etoposide, dexamethasone, cytarabin and cisplatin in vincristine, doxorubicin and dexamethasone-refractory myeloma. J Clin Oncol 7 : 1514-1518, 1989

49) Desikan R, Munshi N, Zangari M et al : DCEP consolidation chemotherapy after 2 cycles of melphalan-based high dose therapy-High incidence of CR and superior outcome in comparison with matched historical controls. Ann Meet Am Soc Hematol 1999 (abstr 1411)

50) McElwain TJ, Powles PL : High-dose intravenous melphalan for plasma cell myeloma. Lancet 2 : 822-824, 1983

51) Selby PJ, McElwain TJ, Nandi AC et al : Multiple myeloma treated with high-dose intravenous melphalan. Br J Haematol 66 : 55-62, 1987

52) Barlogie B, Alexanian R, Smallwood L et al : Prognostic factors with high-dose melphalan for refractory multiple myeloma. Blood 72 : 2015-2019, 1988

53) Lokhorst HM, Meuwissen OJ, Verdonck LF et al : High-risk multiple myeloma treated with high-dose melphalan. J Clin Oncol 10 : 47-51, 1992

54) Case DC, Coleman M, Gottlieb A et al : Phase I-II trial of high-dose melphalan in previously untreated stage III multiple myeloma : Cancer and Leukemia Group B Study 8512. Cancer Invest 10 : 11-17, 1992

55) 戸川敦：多発性骨髄腫（初版）　新興医学出版社，東京，1994

56) Cunningham D, Paz-Ares L, Gore ME et al : High-dose melphalan for multiple myeloma : Long-term follow-up data. J Clin Oncol 12 : 764-768, 1994

57) Taddeini L, Schrader W : Concomitant myelomonocytic leukemia and multiple myeloma. Minn Med 55 : 446-448, 1972.

58) Khaleeli M, Keane WM, Lee GR : Sideroblastic anemia in multiple myeloma : a preleukemic change. Blood 41 : 17-25, 1973.
59) Tursz T, Flandrin G, Brouet JC et al : Simultaneous occurrence of acute myeloblastic leukemia and multiple myeloma without previous chemotherapy. Br Med J 2 : 642-643, 1974.
60) Cleary B, Binder RH, Kales AN et al : Simultaneous presentation of acute myelomonocytic leukemia and multiple myeloma. Cancer 41 : 1381-1386, 1978.
61) Mufti GJ, Hamblin TJ, Clein GP et al : Coexistent myelodysplasia and plasma cell neoplasia. Br J Haematol 54 : 91-96, 1983.
62) Copplestone JA, Mufti GJ, Hamblin TJ et al : Immunological abnormalities in myelodysplastic syndrome. II. coexistent lymphoid or plasma cell neoplasms : a report of 20 cases unrelated to chemotherapy. Br J Haematol 63 : 149-159, 1986.
63) 森 正光, 阿部 敬, 武井 崇, 他 : 未治療の多発性骨髄腫患者における骨髄異形成とその意義. 臨床血液 33 : 662-665, 1992.
64) Epstein J, Xiao HQ, He XY et al : Markers of multiple hematopoietic-cell lineages in multiple myeloma. N Engl J Med 322 : 664-668, 1990.
65) Raskind WH, Tirumali N, Jacobson R et al : Evidence for a multistep pathogenesis of a myelodysplastic syndrome. Blood 63 : 1318-1323, 1984.
66) Warner NL, Moore MAS, Metcalf D : A transplantable myelomonocytic leukemia in BALB/c mice : cytology, karyotype and muramidase content. J Natl Cancer Inst 43 : 963-982, 1969.
67) Osserman EF, Lawlor DP : Serum and urinary lysozyme (muramidase) in monocytic and myelomonocytic leukemia. J Exp Med 124 : 921-952, 1966.
68) Cuzick J, Erskine S, Edelman D et al : A comparison of the incidence of the myelodysplastic syndrome and acute myeloid leukemia following melphalan and cyclophosphamide treatment for myelomatosis. Br J Cancer 55 : 523-529, 1987.
69) Rosner F, Grünwald H : Multiple myeloma terminating in acute leukemia. Am J Med 57 : 927-939, 1974.
70) Bergsagel DE, Bailey AJ, Langley GR et al : The chemotherapy of plasmacell myeloma and the incidence of acute leukemia. N Engl J Med 301 : 743-748, 1979.
71) Barlogie B, Hall R, Zander A et al : High dose melphalan with autologous bone marrow transplantation for multiple myeloma. Blood 67 : 1298-1301, 1986
72) Barlogie B, Jagannath S, Desikan KR et al : Total therapy with tandem transplants for newly diagnosed multiple myeloma. Blood 93 : 55-65, 1999
73) Desikan KR, Fassas A, Siegel D et al : Superior outcome with melphalan 200 mg/m^2 (MEL 200) for scheduled second autotransplant compared with MEL+TBI or CTX for myeloma in pre-Tx-2 PR. Blood 90 : 231 a, 1997
74) Moreau P, Facon T, Attal M et al : Comparison of 200 mg/m^2 melphalan and 8 Gy total body irradiation plus 140 mg/m^2 melphalan as conditioning regimens for peripheral blood stem cell transplantation in patients with newly diagnosed multiple myeloma : final analysis of the Intergroupe Francophone du Myelome 9502 randomized trial. Blood 99 : 731-735, 2002
75) Harousseau JL, Milpied N, Laporte JP et al : Double-intensive therapy in high-risk

multiple myeloma. Blood 79 : 2827-2833, 1992

76) Bjorkstrand B, Ljungman P, Bird JM : Double high-dose chemoradiotherapy with autologous stem cell transplantation can induce molecular remissions in multiple myeloma. Bone Marrow Transplant 15 : 367-371, 1995

77) Jagannath S, Barlogie B : Autologous bone marrow transplantation for multiple myeloma. Hematol Oncol 6 : 437-449, 1992

78) Gianni AM, Bregni M, Siena S et al : Granulocyte-macrophage colony-stimulating factor or granulocyte colony-stimulating factor infusion makes high-dose etoposide a safe outpatient regimen that is effective in lymphoma and myeloma patients. J Clin Oncol 10 : 1955-1962, 1992

79) Mansi J, Da Costa F, Vinr C et al : High-dose busulfan in patients with myeloma. J Clin Oncol 10 : 1569-1573, 1992

80) Desikan R, Barlogie B, Sawyer J et al : Results of high-dose therapy for 1000 patients with multiple myeloma : durable complete remissios and superior survival in the absence of chromosome 13 abnormalities. Blood 95 : 4008-4010, 2000

81) Barlogie B : High-dose therapy and innovative approaches to treament of multiple myeloma. Semin Hematol 38 (suppl 3) : 21-27, 2001

82) Attal M, Harousseau J-L, Stoppa A-M et al : A prospective, randomized trial of autologous bone marrow transplantation and chemotherapy in multiple myeloma. Inter Groupe Francais du Myeloma. N Engl J Med 33 : 91-97, 1996

83) Bensinger WI, Rowley SD, Demirer T et al : High-dose therapy followed by autologous hematopoietic stem-cell infusion for patients with multiple myeloma. J Clin Oncol 14 : 1447-1456, 1996

84) Bjorkstrand B, Ljungman P, Svensson H et al : Allogeneic bone marrow transplantation versus autologous stem cell transplantation in multiple myeloma : a retrospective case-matched study from the European Group for Blood and Marrow Transplantation. Bllod 88 : 4711-4718, 1996

85) Fermand J-P, Ravaud P, Chevret S et al : High-dose therapy and autologous peripheral blood stem cell transplantation in multiple myeloma : up-front or rescue treatment ? Results of a multicenter sequential randomized clinica trial. Blood 9 : 3131-3136, 1998

86) Thomas ED, Buckner CD, Banaji M et al : One hundred patients with acute leukemia treated by chemotherapy, total body irradiation and allogeneic marrow transplantation. Blood 49 : 511-533, 1977

87) Osserman EF, DiRe LB, Sherman WH et al : Identical twin marrow transplantation in multiple myeloma. Acta Haematol (Basel) 68 : 215-223, 1982

88) Fefer A, Greenberg PD, Cheever MA et al : Treatment of multiple myeloma with chemoradiotherapy and identical twin bone marrow transplantation (abstract). Proc Am Soc Clin Oncol 1 : C-731, 1982

89) Ozer H, Han T, Nussbaum-Blumenson A et al : Allogeneic bone marrow transplantation and idiotype monitoring in multiple myeloma (abstract). Proc Am Assoc Cancer Res 25 : 161, 1984

90) Gahrton G, Ringden O, Lonnqvist B et al : Bone marrow transplantation in three

patients with multiple myeloma. Acta Med Scand 219 : 523-527, 1986
91) Gahrton G, Svensson H, Cavo M et al : Progress in allogeneic bone marrow and peripheral blood stem cell transplantation for multiple myeloma : a comparison between transplants performed 1983-93 and 1994-98 at European Group for Blood and Marrow Transplantation centers. Br J Haematol 113 : 209-216, 2001
92) Bensinger WI, Buckner CD, Anasetti C et al : Allogeneic marrow transplantation for multiple myeloma : an analysis of risk factors on outcome. Blood 88 : 2787-2793, 1996
93) Forsyth CJ, Cremer PD, Torzillo P et al : Thalidomide responsive chronic pulmonary GVHD. Bone Marrow Transplant 17 : 291-293, 1996
94) Vacca A, Ribatti D, Roncali L et al : Bone marrow angiogenesis and progression in multiple myeloma. Br J Haematol 87 : 503-508, 1994
95) Vacca A, Ribatti D, Presta M et al : Bone marrow neovascularization, plasma cell angiogenic potential, and matrix metalloproteinase-2 secretion parallel progression of human multiple myeloma. Blood 93 : 3064-3073, 1999
96) D'Amato RJ, Loughnan MS, Flynn E et al : Thalidomide is an inhibitor of angiogenesis. Proc Natl Acad Sci USA 91 : 4082-4085, 1994
97) Ching LM, Browne WL, Tchernegovski R et al : Interaction of thalidomide, phthalimide analogues of thalidomide and pentoxifylline with the anti-tumor agent 5, 6-dimethylxanthenone-4-acetic acid : concomitant reduction of serum tumor necrosis factor-alpha and enhancement of anti-tumour activity. Br J Cancer 78 : 336-343, 1998
98) Singhal S, Mehta J, Desikan R et al : Antitumor activity of thalidomide in refractory multiple myeloma. N Engl J Med 341 : 1565-1571, 1999
99) Barlogie B, Desikan R, Eddlemon P et al : Extended survival in advanced and refractory multiple myeloma after single-agent thalidomide : identification of prognostic factors in a phase 2 study of 169 patients. Blood 98 : 492-494, 2001
100) Hideshima T, Chauhan D, Shima Y et al : Thalidomide and its analogs overcome drug resistance of human multiple myeloma cells to conventional therapy. Blood 96 : 2943-2950, 2000
101) Moehler TM, Neben K, Benner A et al : Salvage therapy for multiple myeloma with thalidomide and CED chemotherapy. Blood 98 : 3846-3848, 2001
102) Dimopoulos MA, Delasalle KB, Chamlin R et al : Cyclophosphamide and etoposide therapy with GM-CSF for VAD resistant multiple myeloma. Br J Haematol 83 : 240-244, 1993
103) Durie B, Stepan D : Efficacy of low dose thalidomide in multiple myeloma. Eur J Oncol 1 : 1-8, 2000
104) Rajkumar SV, Gertz MA, Witzig TE : Life-threatening toxic epidermal necrolysis with thalidomide therapy for myeloma. N Engl J Med 343 : 972-973, 2000
105) Geitz H, Handt S, Zwingengerger K : Thalidomide selectively modulates the density of cell surface molecules involved in the adhesion cascade. Immunopharmacology 32 : 213-221, 1996
106) Corral LG, Haslett PAJ, Muller GW et al : Differential cytokine modulation and T cell activation by two distinct classes of thalidomide analogues that are potent

inhibitors of TNF-alpha. J Immunol 163：380-386, 1999
107) Haslett PAJ, Corral LG, Albert M et al：Thalidomide costimulates primary human T lymphocytes, preferentially inducing proliferation, cytokine production, and cytotoxic responses in the CD 8 subset. J Exp Med 187：1885-1892, 1998
108) Davies FE, Raje N, Hideshima T et al：Thalidomide and immunomodulatory derivatives augment natural killer cell cytotoxicity in multiple myeloma. Blood 98：210-216, 2001
109) Berenson JR, Lichtenstein A, Porter L et al：Efficacy of pamidronate in reducing skeletal events in patients with advanced multiple myeloma. N Engl J Med 334：488-493, 1996
110) Belch AR, Bergsagel DE, Wilson K et al：Effect of daily etidronate on the osteolysis of multiple myeloma. J Clin Oncol 9：1397-1402, 1991
111) Lahtinen R, Laakso M, Palva I et al：Randomised, placebo-controlled multicentre trial of clodronate in multiple myeloma. Finnish Leukaemia Group. Lancet 340：1049-1052, 1992
112) Gural RP, Chungi VS, Shewsbury RP et al：Dose-dependent absorption of disodium etidronate. J Pharm 37：443-445, 1985
113) Sato M, Grasser W, Endo N et al：Alendronate localization in rat bone and effects on osteoclast structure. J Clin Invest 88：2095-2105, 1991
114) Schmidt A, Rutledge SJ, Endo N et al：Protein-tyrosine phosphatase activity regulates osteoclast formation and function：inhibition by alendronate. Proc Natl Acad Sci 93：3068-3073, 1996
115) Luckman SP, Hughes DE, Coxon FP et al：Nitrogen-containing bisphosphonates inhibit the mevalonate pathway and prevent post-translational prenylation of GTP-binding proteins, including Ras. J Bone Miner Res 13：581-589, 1998
116) van Beek E, Pieterman E, Cohen L et al：Farnesyl pyrophosphate synthesis is the molecular target of nitrogen-containing bisphosphonates. Biochem Biophys Res Commun 264：108-111, 1999
117) Frith JC, Monkkonen J, Blackburn GM et al：Clodronate and liposome-encapsulated clodronate are metabolized to a toxic ATP analog, adenosine 5'-β, γ-dichloromethylene triphosphate, by mammalian cells in vitro. J Bone Miner Res 12：1358-1367, 1997
118) Kunzmann V, Bauer E, Feurle J et al：Stimulation of T cells by aminobisphosphonates and induction of antiplasma cell activity in multiple myeloma. Blood 96：384-392, 2000
119) Derenne S, Amiot M, Barille S et al：Zoledronate is a potent inhibitor of myeloma cell growth and secretion of IL-6 and MMP-1 by the tumoral environment. J Bone Miner Res 14：2048-2056, 1999
120) Damiano JS, Cress AE, Hazlehurst LA et al：Cell adhesion mediated drug resistance (CAM-DR)：role of integrins and resistance to apoptosis in human myeloma cell lines. Blood 93：1658-1667, 1999
121) Shipman CM, Croucher PI, Russell RG et al：The bisphophonate incadronate (YM 175) causes apotosis of human myeloma cells in vitro by inhibiting the

mevalonate pathway. Cancer Res 58 : 5294-5297, 1998
122) Bounameaux HM, Schfferli J, Montani JP et al : Renal failure associated with intravenous bisphosphonates. Lancet 1 : 471, 1983
123) Leyvraz S, Hess U, Flesch G et al : Pharmacokinetics of pamidronate in patients with bone metastases. J Natl Cancer Inst 84 : 788-792, 1992
124) Hortobagyi GN, Theriault RL, Porter L et al : Efficacy of pamidronate in reducing skeletal complications in patients with breast cancer and lytic bone metastases. N Engl J Med 335 : 1785-1791, 1996
125) Schweitzer DH, Oostendorp-van De Ruit M, Van der Pluijm G et al : Interleukin-6 and the acute phase response during treatment of patient with the nitrogen-containing bisphosphonate. J Bone Miner Res 10 : 956-962, 1995
126) McCloskey EV, MacLennan IC, Drayson MT et al : A randomized trial of the effects of clodronate on skeletal morbidity in multiple myeloma. MRC Working Party and Leukemia in Adults. Br J Haematol 100 : 317-325, 1998
127) McCloskey EV, Dunn JA, Kanis J et al : Long-term follow-up of a prospective, double-blind, placebo-controlled randomized trial of clodronate in multiple myeloma. Br J Haematol 113 : 1035-1043, 2001
128) Brincker H, Westin J, Abildgaard N et al : Failure of oral pamidronate to reduce skeletal morbidity in multiple myeloma : A double-blind placebo-controlled trial. Danish-Swedish co-operative study group. Br J Haematol 101 : 280-286, 1998
129) Berenson JR, Lichtenstein A, Porter L et al : Long-term pamidronate treatment of advanced multiple myeloma patients reduces skeletal events. Myeloma Aredia Study Group. J Clin Oncol 6 : 593-602, 1998
130) Dhodapkar MV, Singh J, Mehta J et al : Anti-myeloma activity of pamidronate in vivo. Br J Haematol 103 : 530-532, 1998
131) Terpos E, Palermos J, Tsionos K et al : Effect of pamidronate administration on markers of bone turnover and disease activity in multiple myeloma. Eur J Haematol 65 : 331-336, 2000
132) Dallas SL, Garrett IR, Oyajobi BO et al : Ibandronate reduces osteolytic lesions but not tumor burden in a murine model of myeloma bone disease. Blood 93 : 1697-1706, 1999
133) Shipman CM, Vanderkerken K, Rogers MJ et al : The potent bisphosphonate ibandronate does not induce myeloma cell apoptosis in a murine model of established multiple myeloma. Br J Haematol 111 : 283-286, 2000
134) Bosch A, Frias Z : Radiotherapy in the treatment of multiple myeloma. Int J Rad Oncol 15 : 1363-1369, 1988
135) Singer CRJ, Tobias JS, Giles F et al : Hemibody irradiation. An effective second-line therapy in drug resistant multiple myeloma. Cancer 63 : 2446-2451, 1989
136) Jacobs P, Le Roux I, King HS : Sequential half-body irradiation as salvage therapy in chemotherapy resistant multiple myeloma. Amer J Clin Oncol 11 : 104-109, 1988
137) Coleman M, Saletan S, Wolf D et al : Whole bone marrow irradiation for the treatment of multiple myeloma. Cancer 49 : 1328-1333, 1982
138) Salmon SE, Tesh P, Crowly J et al : Chemotherapy is superior to sequential hemibody

irradiation for remission consolidation in multiple myeloma : a Southwest Oncology Group Study. J Clin Oncol 8 : 1575-1584, 1990

139) Bayouth JE, Macey DJ, Kasi LP et al : Pharmocokinetics, dosimetry and toxicity of holmium-166-DOTMP for bone marrow ablation in multiple myeloma. J Nucl Med 36 : 730-737, 1995

140) Mellstedt H, Ahre A, Bjorkholm M et al : Interferon therapy in myelomatosis. Lancet 1 : 245-248, 1979

141) Österborg A, Bjorkholm M, Bjoreman M et al : Natural interferon-alpha in combination with melphalan-prednisone versus melphalan-prednisone in the treatment of multiple myeloma stage II and III : A randomised study from the Myeloma Group of Central Sweden. Blood 81 : 1428-1434, 1993

142) Aviles A, Alatriste S, Talavera A et al : Alternating combination chemotherapy and interferon improves survival in poor prognosis multiple myeloma. Clin Oncol 7 : 97-101, 1995

143) Montuoro A, De Rosa L, De Blasio A et al : Alpha-2 a-interferon-melphalan-prednisone versus melphalan-prednisone in previously untreated patients with multiple myeloma. Br J Halematol 76 : 365-368, 1990

144) Cooper MR, Dear K, McIntyre OR et al : A randomized clinical trial comparing melphalan-prednisone with or without interferon alpha-2 b in newly diagnosed patients with multiple myeloma : A Cancer and Leukemia Group B study. J Clin Oncol 11 : 155-160, 1993

145) Ludwig H, Cohen AM, Polliack A et al : Interferon-alpha for induction and maintenance in multiple myeloma : Results of two multicenter randomized trials and summary of other studies. Ann Oncol 6 : 467-476, 1995

146) Nordic Myeloma Study Group : Interferon-alpha 2 b added to melphalan-prednisone for initial and maintenance therapy in multiple myeloma. A randomized, controlled trial. Ann Intern Med 124 : 212-222, 1996

147) Joshua DE, Penny R, Matthews JP et al : Australian Leukaemia Study Group myeloma II : A randomized trial of intensive combination chemotherapy with or without interferon in patients with myeloma. Br J Haematol 97 : 38-45, 1997

148) Browman GP, Bergsagel D, Sicheri D et al : Randomized trial of interferon maintenance in multiple myeloma : a study of the National Cancer Institute of Canada Clinical Trials Group. J Clin Oncol 13 : 2354-2360, 1995

149) Westin J, Rodjer S, Turesson I et al : Interferon alpha-2 b versus no maintenance therapy during the plateau phase in multiple myeloma : a randomized study. Brit J Haematol 89 : 561-568, 1995

150) Mandelli F, Avvisati G, Amadori S et al : Maintenance treatment with recombinant interferon alpha-2 b in patients with multiple myeloma responding to conventional induction chemotherapy. N Engl J Med 322 : 1430-1434, 1990

151) Peest D, Deicher H, Coldewey R et al : A comparison of polychemotherapy and melphalan/prednisone for primary remission induction, and interferon-alpha for maintenance treatment, in multiple myeloma. A prospective trial of the German Myeloma Treatment Group. Eur J Cancer 31 A : 146-151, 1995

152) Salmon SE, Crowley JJ, Grogan TM et al : Combination chemotherapy, glucocorticoids, and interferon alpha in the treatment of multiple myeloma : a Southwest Oncology Group Study. J Clin Oncol 12 : 2405-2414, 1994
153) Powles R, Raje N, Cunningham D et al : Maintenance therapy for remission in myeloma with intron A following high-dose melphalan and either an autologous bone marrow transplantation or peripheral stem-cell rescue. Stem Cells 13 (Suppl 2) : 114-117, 1995
154) Drayson MT, Chapman CE, Dunn JA et al : MRC trial of alpha-2 b-interferon maintenance therapy in first plateau phase of multiple myeloma. MRC Working Party on Leukaemia in Adults. Br J Haematol 101 : 195-202, 1998
155) Blade J, San Miguel JF, Escudero ML et al : Maintenance treatment with interferon alpha-2 b in multiple myeloma : A prospective randomized study from PETHEMA. Leukemia 12 : 1144-1148, 1998
156) Cunningham D, Powles R, Malpas J et al : A randomized trial of maintenance inteferon following high-dose chemotherapy in multiple myeloma : long-term follow-up results. Br J Haematol 102 : 495-502, 1998
157) Zee B, Cole B, Li T et al : Quality-adjusted time without symptoms or toxicity analysis of interferon maintenance in multiple myeloma. J Clin Oncol 16 : 2834-2839, 1998
158) Fritz E, Ludwig H : Interferon-α treatment in multiple myeloma : Meta-analysis of 30 randomized trials among 3948 patients. Anna Oncol 11 : 1427-1436, 2000
159) The Myeloma Trialists' Collaborative Group Secretariat : Interferon as therapy for multiple myeloma : an individual patient data overview of 24 randomized trials and 4012 patients. Br J Haemotol 113 : 1020-1034, 2001
160) Pilarski LM, Masellis-Smith A, Szczepek A et al : Circulating clonotypic B cells in the biology of multiple myeloma : Speculations on the origin of myeloma. Leuk Lymphoma 22 : 375-383, 1996
161) Leo R, Boeker M, Peest D et al : Multiparameter analysis of normal and malignant human plasma cells : $CD 38^{++}$, $CD 56^+$, $CD 54^+$, cIg is the common phenotype of myeloma cells. Ann Hematol 64 : 132-139, 1992
162) Treon SP, Belch AR, Grossbard ML et al : Phase II study of single agent rituximab in previously treated multiple myeloma patients : Patients with $CD 20^+$ BM plasma cells may drive benefit from rituximab. Blood 96 : 164 a, 2000 (suppl, abstr)
163) Ozaki S, Kosaka M, Wakatsuki S et al : Immunotherapy of multiple myeloma with a monoclonal antibody directed against a plasma cell specific antigen. Blood 90 : 3179-3186, 1997
164) Ozaki S, Kosaka M, Wakahara Y et al : Humanized anti-HM 1.24 antibody mediates myeloma cell cytotoxicity that is enhanced by cytokine stimulation of effector cells. Blood 93 : 3922-3930, 1996.
165) Shedlock DJ, Weiner DB : DNA vaccination : Antigen presentation and the induction of immunity. J Leuk Biol 68 : 793-806, 2000
166) Stevenson FK : DNA vaccines against cancer : From genes to therapy. Ann Oncol 10 : 1413-1418, 1999

167) Takahashi T, Makiguchi Y, Hinoda Y et al：Expression of MUC 1 on myeloma cells and induction of HLA-unristrited CTL against MUC 1 from a multiple myeloma patients. J Immunol 153：2102-2109, 1994
168) Massaia M, Borrione P, Battaglio S et al：Idiotypic vaccination in human myeloma：generation of tumor specific immune responses after high dose chemotherapy. Blood 94：673-683, 1999
169) Reichardt VL, Okada CY, Liso A et al：Idiotype vaccination using dendritic cells after autologous peripheral blood stem cell transplantation for multiple myeloma-A feasibility study. Blood 93：2411-2419, 1999
170) Titzer S, Christensen O, Manzke O et al：Vaccination of multiple myeloma patients with idiotype pulsed dendritic cells：Immunological and clinical aspects. Br J Haematol 108：805-816, 2000
171) Schultze JL, Anderson KC, Gilleece MH et al：Autologous adoptive T cell transfer for a patient with plasma cell leukemia：Result of a pilot phase I trial. Blood 92：109 a, 1998（suppl, abstr）
172) 戸川敦，沢田新一郎，天野正道，他：多発性骨髄腫に対する IL-2 の単独投与ないし養子免疫療法の試み．臨床血液 30：650-658, 1989

XI. 骨髄腫の予後

　治療の進歩により予後は改善されつつあり，平均生存期間は9.6カ月（今村[1]1962年），17カ月（Osgood[2]1960年），29カ月（Waldenström[3]1970年），32カ月（Cavagnaro[4]1980年），36カ月（Kyle[5]1992年）と次第に延長しつつある。最近の造血幹細胞移植の成績でも50カ月（Gahlton[6]2001年），63カ月（Barlogie[7]1999年）となっている。しかし10年以上の長期生存例は全骨髄腫の3～5％ほどで[8-10]（移植例についてはいまだデータはない），しかもそれらは決して治癒を意味しない。

　骨髄腫の予後を規定する因子として年齢，腫瘍量，増殖様式，細胞形態，および治療に対する反応性，Perfomance Status PS，腎障害，骨病変，血清アルブミン，血色素，形質細胞のLabelling Index LI，β_2-microglobulin β_2MGなどが挙げられておりβ_2MGとLIは独立した予後因子とされている[11]。このほかLDH[12]，CRP[13]，可溶性IL-6受容体sIL-6R，ras遺伝子変異，Ki-67陽性率，骨髄腫細胞のDNA量，13q-，骨髄血管新生度[14]などが予後因子としてある。これらの大部分は他項で述べられているので，ここではβ_2MGについて述べてみる。

　β_2MGは大部分の体細胞の表面にみられる組織適合性抗原（class I HLA）のlight chainに相当するpolypeptide（分子量11800）で，これが腎疾患ばかりでなくリンパ増殖性疾患，特に骨髄腫で高値をとることが明らかにされた。Cassutoら[15]は血清クレアチニン値で補正した補正β_2MG値が初診時の骨髄腫の病期の進展に比例し高くなることから予後因子として重要なことを報告している。その後多数の報告がこれを支持し，またPasqualettiら[16]により初診時の補正β_2MG値と全身の骨髄腫細胞の総数と比例することが報告された。

　β_2MGの上昇する機序は明らかでないが骨髄腫細胞の中での増殖相，S期にある細胞

数に比例すると推測されている[17]。化学療法や interferon α 療法[18]により β_2MG 量は次第に上昇するが,治療効果とは併行しない。したがって M 蛋白量で治療効果を見る際に M 蛋白量と β_2MG 量は必ずしも相関しない[19,20]。

文献

1) 今村幸雄,桃井宏道,三好和夫:日本における骨髄腫-日本文献及び私信により集めた309例の臨床ならびに血液学的統計観察-. 日本臨床 20:117-146, 1962
2) Osgood EE:Survival time of patients with plasmacytic myeloma. Cancer Chemother Rep 9:1-10, 1960
3) Waldenstrom J:Diagnosis and treatment of multiple myeloma. Grune & Stratton, New York and London, 1970
4) Cavagnaro FJM, Lein JM, Pavlovsky S et al:Comparison of two combination chemotherapy regimens for multiple myeloma:Methyl-CCNU, cyclophosphamide, and prednisone versus melphalan and prednisone. Cancer Treat Rep 64:73-79, 1980
5) Kyle RA:Diagnostic criteria of multiple myeloma. Hematol Oncol Clin North Am 6:347-357, 1992
6) Gahrton G, Svensson H, Cavo M et al:Progress in allogeneic bone marrow and peripheral blood stem cell transplantation for multiple myeloma:a comparison between transplants performed 1983-93 and 1994-98 at European Group for Blood and Marrow Transplantion centers. Br J Haematol 113:209-216, 2001
7) Barlogie B, Jagannath S, Desikan KR et al:Total therapy with tandem transplants for newly diagnosed multiple myeloma. Blood 93:55-65, 1999
8) Kyle RA:Long-term survival in multiple myeloma. N Engl J Med 308:314-316, 1983
9) Alexanian R:Ten-year survival in multiple myeloma. Arch Intern Med 145:2073-2074, 1985
10) Tsuchiya J, Murakami H, Kanoh T et al:Ten-year survival and prognostic factors in multiple myeloma. Br J Haematol 87:832-834, 1994
11) Kyle RA:Prognostic factors in multiple myeloma. Stem Cells. 13 Suppl 2:56-63, 1995
12) Barlogie B, Smallwood L, Smith T et al:High serum levels of lactic dehydrogenase identify a high-grade lymphoma-like myeloma. Ann Intern Med 110:521-525, 1989
13) Merlini G, Perfetti V, Gobbi PG et al:Acute phase proteins and prognosis in multiple myeloma. Brit J Haematol 83:595-601, 1993
14) Rajkumar SV, Leong T, Roche PC et al:Prognostic value of bone marrow angiogenesis in multiple myeloma. Clin Cancer Res 6:3111-3116, 2000
15) Cassuto JP, Krebs BP, Viot G et al:β_2-microglobulin, a tumor marker of lymphoproliferative disorders. Lancet 2:108-109, 1978
16) Pasqualetti P, Colantonio D, Casale R:Relationship between serum beta-2-microglobulin levels and total body tumor mass at diagnosis in myeloma. Brit J Haematol 79:139-140, 1991
17) Niesvizky R, Siegel D, Michaeli J:Biology and treatment of multiple myeloma. Blood Rev 7:24-33, 1993

18) Tienhaara A, Remes K, Pelliniemi TT : Alpha interferon raises serum beta-2-microglobulin in patients with multiple myeloma. Brit J Haematol 77 : 335-338, 1991
19) van Dobbenburgh OA, Rodenhuis S, Ockhuizen T et al : Serum beta-2-microglobulin : a real improvement in the management of multiple myeloma? Brit J Haematol 61 : 611-620, 1985
20) Boccadoro M, Omede P, Frieri R et al : Multiple myeloma : beta-2-microglobulin is not a useful follow-up parameter. Acta Haematol 82 : 122-125, 1989

XII. 骨髄腫関連疾患

A. Crow-Fukase症候群, POEMS症候群, 高月病

1. 概　念

　ほぼ全例に多発性神経炎が見られ，色素沈着，皮膚硬化などの皮膚症状，肝などの臓器腫大，女性化乳房，陰萎，無月経などの内分泌症状，浮腫などの見られる病態がScheinker[1]（1938）以来Crow[2]，深瀬[3]，Takatuki ら[4]により多数報告されている。この病態に対し我が国では主に神経学の立場からCrow-Fukase症候群[5]と呼ばれ，欧米ではBardwickら[6]により命名されたPOEMS（P：polyneuropathy　O：organomegaly　M：M protein　S：skin changes）症候群と呼ばれることが多い。

　Takatukiら[4]は"多発性神経炎および皮膚色素沈着，女性化乳房などの内分泌症状を伴うplasma cell dyscrasia"とし，病変の主体が形質細胞の増殖にあること，この形質細胞がM蛋白以外の活性物質を産生し，たとえばIL-6を産生することで微熱，肝脾腫，血小板増多など本症によく見られる症状が出現することなどを想定している。丸山ら[7]はvascular endothelial growth factor VEGFが高値なことから，多くの症状がこれに由来する可能性を述べている。

2. 症状，検査所見

　発症年齢は骨髄腫と比較して若年者に多く，男性に多い。肝脾腫，リンパ節腫大を認め，ほぼ全例に Guillain-Barre 型の多発性神経炎が見られ，特に運動障害が強い。皮膚の色素沈着，硬化，四肢の剛毛増加，また女性化乳房，陰萎，無月経，耐糖能低下などの内分泌異常が見られる。浮腫のほか時に腹水，胸水を伴い，微熱，多汗，バチ状指などが見られる。

　検査所見として，末梢血で多血症傾向，白血球増加が見られ，骨髄で形質細胞の軽度増加，血清に少量のM蛋白（L鎖のタイプでほとんどがλ型）が証明され，髄液蛋白の増加が認められる。骨X線撮影で骨硬化性病変を見ることが多い。estrogen の増加が血中，尿中に見られ，dehydroepiandrosterone sulfate の負荷による androgen の estrogen への転換の亢進が指摘されている[8]。

B. 多発性骨髄腫に伴うアミロイドーシス

1. 概　念

　アミロイドーシスは全身の細胞ないし組織間隙にアミロイドが沈着する疾患である。アミロイドの最小単位であるアミロイド繊維はモノクローナル免疫グロブリンL鎖のVまたはC領域（または両者）やアミロイドA蛋白，プレアルブミン，β_2-ミクログロブリンなどに由来する。

　M蛋白を伴う原発性アミロイドーシスの中に，骨髄中の形質細胞数と細胞形態，血清，尿中のM蛋白量，骨病変の状況などから多発性骨髄腫を合併したと考えられる症例が含まれるが，当然ボーダーライン上の症例もある。こうした症例ではアミロイド繊維はL鎖に由来する。骨髄腫の約15%にアミロイドーシスがみられ，Kyle ら[9]によると，原発性アミロイドーシスの約25%が多発性骨髄腫を伴っているという。

　アミロイド沈着の好発部位は，原発性アミロイドーシスの分布様式に似て，舌，筋肉，消化管などに強く，骨髄，腎への沈着程度はあまり強くない。

2. 症状, 検査所見

　脱力感, 易疲労感で始まり, 次第に体重が減少する。早い時期から蛋白尿が認められネフローゼ症候群もみられる。うっ血性心不全は刺激伝達系や冠動脈, 心筋にアミロイドが沈着して発症する。末梢神経障害は遠位優位に対称性に起こり進行性である。手根管症候群, 起立性低血圧, 肝腫, 巨舌のみられることもある。皮膚病変として, 点状出血, 斑状出血, 丘疹, 結節, 皮膚肥厚などがみられる。このほかに骨髄腫による症状, 症候がみられる。

　血清, 尿中にM蛋白がみられ, コントロールの難しい心不全, ネフローゼ症候群, 末梢神経障害, 手根管症候群などのある患者をみたならアミロイドーシスを疑い, 診断は骨髄, 直腸, 胃生検標本の組織検索によって行う。

　平均生存期間は12カ月, うっ血性心不全を有する場合4カ月, 末梢神経障害のみ有する場合50カ月と各種症状の有無が生存期間に影響を与える。有効な治療法はないが造血幹細胞移植療法に期待がかけられている。

文献

1) ScheinkerI: Myelom und Nervensystem: Uber eine bisher nicht beschriebene mit eigentumlichen Hautveranderungen einhergehende Polyneuritis, bei einem pIasmazellularen Myelom des Sternums. Dtsch Z Nervenheilkd 147: 247-273, 1938
2) Crow RS: Peripheral neuritis in myelomatosis. Br Med J 2: 802-804, 1956
3) 京都大学内科学第二講座: 多発性神経炎および内分泌異常を惹起した孤立性骨髄腫 (Conference 記録). 日本臨床 26: 2444-2456, 1968
4) Takatsuki K, Sanada I: Plasma cell dyscrasia with polyneuropathy and endocrine disorder: Clinical and laboratory feature of 109 reported cases. Jpn J CIin Oncol 13: 543-556, 1983
5) Nakanishi T, Sobue I, Toyokura Y et al: The Crow Fukase syndrome: a study of 102 cases in Japan. Neurology 34: 712-720, 1984
6) Bardwick PA, Zvaifler NJ, Gill GN et al: Plasma cell dyscrasia with polyneuropathy, organomegaly, endocrinopathy, M protein, and skin changes: The POEMS syndrome. Medicine 59: 311-322, 1980
7) Watanabe O, Arimura K, Kitajima I et al: Greatly raised vascular endothelial growth facter (VEGF) in POEMS syndrome. Lancet 1: 702, 1996
8) Matsumine H: Accelerated conversion of androgen to estrogen in plasma cell dyscrasia associated with polyneuropathy anasarca and skin pigmentation. N Engl J Med 313: 1025-1026, 1985
9) Kyle RA, Greipp PR, O'Fallon WM: Primary systemic amyloidosis: Multivariate analysis for prognostic factors in 168 cases. Blood 68: 220-224, 1986

索　引

A

アドリアマイシン　75,76,79 → doxorubicin
アミロイド　45,47,116
アミロイドーシス　116
アポトーシス　59,77,78
アルブミン　35,39,112
圧迫骨折　51 → compression fracture
activated partial thromboplastin time（APTT）　47
acute GVHD　86
Alkeran　75 → melphalan
antibody-dependent cell-mediated cytotoxicity ADCC　100 → 抗体依存性細胞障害
Ara-C　81
area under curve AUC　75 → 血清濃度曲線下面積
asymptomatic myeloma　16,37
atypical myeloma　35,47
autocrine 増殖　57,58

B

ビンデシン　76
ビンクリスチン　76,79
ビスフォスフォネート　72,73,90 → bisphosphonate
便秘　73,88
分類　16
病因　8
β_2-microglobulin　β_2MG　39,85,94,**112**
B cell-specific activator protein BSAP　56
BALB/c マウス　8,82
Bartl らの分類　26
BCL 1（cyclinD 1/PRAD 1）遺伝子　9,24
BCL 2 遺伝子　9
Bence Jones　1
Bence Jones 蛋白 BJP　23,25,35,47
Bence Jones 蛋白型骨髄腫　25,39,47,98
Bence Jones 蛋白尿　1,23,35
"Benign" monoclonal gammopathy　21
BFU-E　61
bioavailability　75 → 生物学的利用能
bisphosphonate　72,73,90 → ビスフォスフォネート
busulfan　83

C

治療　72
直腸膀胱障害　45
長期生存例　112
c-MAF 遺伝子　9
c-MYC 遺伝子　9
C-telopeptide（ICTP）　62
C-VAD 療法　81
Castleman 病　8,58
CD 19　22,56
CD 20　99
CD 38 ゲーティング法　35,51
CD 44　59
CD 45　56
CFU-E　61
ciliary neurotropic factor（CNTF）　58
clear zone　92 → 透明層
coma paraproteinemicum　47
Committee of Chronic Leukemia-Myeloma Task Force の診断基準　35
complementarity-determining region 3 CDR 3　11,22
complete remission CR　72,81,85,86,88,96 → 完全寛解
compression fracture　42,51 → 圧迫骨折
CP 療法　78
Crow-Fukase 症候群　115
CRP　85,94,112
cryoglobulin　47 → クリオグロブリン
cyclin D 1/PRAD　9,24
cyclophophamide　78,81,83,88

D

デオキシピリジノリン　62
デルマタン硫酸　59
同種造血幹細胞移植　2,72,86
DCEP 療法　81
dendritic cell　8 → 樹状細胞
dexamethasone　79,88
doxorubicin　79 → アドリアマイシン
Durie & Salmon の臨床病期分類　37,39,75,98

E

エチドロネート　90,92,93
エラスチン　59
疫学　4
early death　86 → treatment-related mortality TRM
EDAP 療法　81
erythropoietin（EPO）　61

estrogen　116
etoposide　81,83,88
extramedullary plasmacytoma EMP　19 →髄外性形質細胞腫

F

フィブロネクチン　59
フローサイトメトリー(FCM)　52
浮腫　115
FGFR3　9,11
fibroblast growth factor(FGF)-1 & 2　64
fluorescence in situ hybridization FISH　9,10,11,22,24,**52**

G

グライコサミノグリカン　59
癌疼痛治療ガイドライン　73
癌抑制遺伝子　9
劇症型骨髄腫　57
原発性アミロイドーシス　116
G-CSF　55,83
glucocorticoid　77,79
glucocorticoid 受容体 GR　77,78
glucocorticoid 大量併用療法　79
glycoxaminoglycan　59
GM-CSF　58,83
gp130　58
graft　86
graft versus myeloma GVM　72,86
Greipp の分類　26
Guillain-Barre 型の多発性神経炎　116
GVHD　86

H

ハイドロキシアパタイト　90
ヘパラン硫酸　59
ヘパリン　59

ヒアルロン酸　59
ホーミング　58
破骨細胞　59,62,92
破骨細胞の極性化　92
破骨細胞前駆細胞　64
半身照射療法　95 → hemibody irradiation
発症年齢　43
非分泌型骨髄腫　25 → non-secretory myelone
皮膚硬化　115
貧血　17,34,43,46,48,**61**,75
非産生型骨髄腫　25 → non-producing myeloma
非ステロイド性消炎鎮痛剤　73 → NSAIDs
補助療法　73
骨破壊　61,75
骨の孤立性形質細胞腫　17 → solitary plasmacytoma of bone SPB
骨の打ち抜き像　49 → punched out shadow
補体活性　55
放射線肺臓炎　95
放射線療法　94
放射線照射　18,20,73
標準的な化学療法　72 → standard or conventional chemotherapy
hemibody irradiation (HBI)　95 →半身照射療法
histomorphometry　62
HM1.24　99
Holmium-166-DOTMP　95
human herpesvirus 8 HHV8　8 → Kaposi's sarcoma-associated herpesvirus KSHV
hypermethylation　9 →高メチル化

I

イディオタイプ抗体　54
イディオタイプ蛋白　100

インターフェロン　18
インターフェロン α(IFNα)　58,95 → interferon α
遺伝子　23
易感染性　43,**54**,55,79
今村の診断基準　36
idarubicin　79,83
IFNγ　58
IgA 型骨髄腫　25,39,49,98
IgD 型骨髄腫　2,25,98
IgE 型骨髄腫　2,25
IgG 型骨髄腫　25,39,49
IgH 遺伝子　**9**,11,37,52
IL-1β　57,59,64,90
IL-6　**8**,9,37,56,**57**,58,64,77,78,90,92,94,115
IL-6 cDNA　8
IL-6 受容体　58,78
IL-6 の knock out mouse　8
IL-10　58,90
IL-11　58
IL-15　58
immunomodulator　72,92 → 免疫調整作用
individual patient data IPD　98
insulin-like growth factor(IGF)-1 & 2　64
intercellular adhesion molecule-1 ICAM-1　59
interferon α　113 →インターフェロン α
International Myeloma Prognostic Index Working Group　16
intraclonal variation　22

J

自家末梢血幹細胞移植　2,9
自家造血幹細胞移植　83
腎不全　45
腎障害　17,34,39,**47**,**73**,79,92,112
女性化乳房　115
樹状細胞　8,57,100 → dendritic

cell

K

くすぶり型多発性骨髄腫　**16**,51
ケラタン硫酸　59
コンドロイチン硫酸　59
コラーゲン　59
クレアチニン　48
クレアチニン・クリアランス　48
クリオグロブリン　47 → cryoglobulin
クロドロネート　80,93
化学療法　18,20,21,56,72,**75**,113
過粘稠度症候群　25,45,**47**,74
肝脾腫　45,116
間期核 FISH　24,53
間質性肺炎　83
完全寛解　72,79 → complete remission
顆粒球減少　56
活性化部分トロンボプラスチン時間　47
可溶性 IL-6 受容体 sIL-6R　77,112
血沈亢進　34,47
傾眠　88
形質細胞性白血病　42,46,57
形質細胞腫　8
形質細胞増多症　8
形態分類　26
血管新生抑制因子　88
検査所見　46
血清濃度曲線下面積　75 → area under curve
血清蛋白電気泳動　18,20,34
血小板減少　46,47
起立性低血圧　117
骨病変　37,39,**49**,61,112
骨塩量　62 → 骨密度
骨芽細胞　59,**63**
骨型 Al-P　62
骨破壊　61,72

骨皮質膨隆像　51
骨関連事象　90 → skeletal related events SRE
骨形成マーカー　62
骨硬化　116
骨吸収　64
骨吸収マーカー　62
骨密度　94 → 骨塩量
骨シンチグラフィ　51
骨代謝マーカー　62,94
骨融解　94
骨融解像　34,51
骨髄破壊療法　83 → myeloablative theray
骨髄腫腎　48 → myeloma kidney
骨髄腫細胞の増殖因子　57
抗 CD 20 モノクローナル抗体　99
甲状腺機能低下症　88
高カルシウム血症　17,45,48,**73**,90,93
高メチル化　56 → hypermethylation
高尿酸血症　48
抗体依存性細胞障害　100 → antibody-dependent cell-mediated cytotoxicity ADCC
抗体療法　99
抗体産生　54
局所放射線療法　95
局所放射線照射　20
巨舌　117
急性 GVHD　88
急性骨髄性白血病　82
急性骨髄単球性白血病　82
急性相反応　92
Kaposi's sarcoma-associated herpesvirus KSHV　8,57 → human herpesvirus 8 HHV 8

L

Labelling Index LI　**51**,88,94,112
laminectomy　95

LDH　112
leukemia inhibitory factor (LIF)　58

M

メバロン酸代謝経路　92
メルファラン　2 → melphalan
メルファラン大量療法　2 → melphalan の大量静圧療法
末梢神経炎　45,88
末梢神経障害　117
免疫固定法　18
免疫調整作用　90 → immunomodulator
免疫療法　98
macrophage inflammatory protein(MIP)　64
magnetic resonance imaging MRI　51
malignant transformation　23
Marschalko 型　26
matrix metalloproteinase-2　37
MCNU　75,76
MDR 克服薬剤　80
MDR 遺伝子　79
MDS　82,83,86
Medical Research Council (MRC) の臨床病期分類　38
melphalan　75,82,83 → Alkeran
melphalan の大量静注療法　81
meta-analysis　97
methylprednisolone　79
minimal residual disease MRD　96
mitoxantrone (Novantrone)　79
MMSET 遺伝子　9
monoclonal gammopathy of undetermined significance MGUS　11,12,**21**,35,51,55,57,62,94
MP 療法　77
MRI　17,63 → magnetic resonance imaging

M成分　35
M蛋白　8,17,18,20,21,23,25,35,45,**46**,55,74,75,94,116,117
MUM1/IRF4遺伝子　9
myeloablative therapy　72,83 →骨髄破壊療法
myeloma kidney　48 →骨髄腫腎

N

尿蛋白電気泳動　20
ネフローゼ症候群　117
年齢別平均年次死亡率　4
年齢別死亡率　4
年齢訂正死亡率　4
二次発癌　82
二次性白血病　86
脳圧亢進症状　45
non-producing myeloma　25 →非産生型骨髄腫
non-secretory myeloma　25 →非分泌型骨髄腫
NOP療法　79
NSAIDs　73 →非ステロイド性消炎鎮痛剤
NZBマウス　8

O

オステオカルシン（BGP）　62
oncostatin M（OM）　58
osteoclast-activating factor OAF　64
osteopenia　49
osteoprotegerin（OPG）　62

P

パミドロネート　90,93
ピロガロールレッド・モリブデン酸法　35
プロテオグリカン　59
P-glycoprotein　79

4p16.3　9
6p25　9
p53　9
paracrine増殖　57
parathyroid hormone-related protein PTHrP　64
Pax-5遺伝子　56
Perfomance Status PS　39,94,112
plasma cell dyscrasia　115
plasmapheresis　74
plateau phase　55
POEMS症候群　115
premyeloma　11,25
prothrombin time（PT）　47
punched out lesion　42,51 →骨の打ち抜き像
punched out shadow　49 →骨の打ち抜き像

Q

8q24　9
11q13　9,24
13q-　**9**,112
13番染色体異常　85
13q領域の欠失　11,**24**,37
14q32　9,24
16q23.1　9
18q21　9

R

リンホトキシン　64
リンパ節腫（大）　45,116
リン酸コデイン　73
歴史　1
臨床病期分類　37
硫酸モルヒネ徐放錠　73
RANK　64
RANK/RANKリガンド/OPG system　63
RANKリガンド　63
Raynaud現象　47

rituximab　99
rouleau formation　46 →赤血球連銭形成

S

サリドマイド　87
シンデカン　59
シーリングゾーン　92
スイッチ領域　9,11
スルホサリチル酸法　35
ストローマ細胞　57,59,63,64,90,92
細胞外マトリックス　59
細胞性免疫　54
接着分子　58
生物学的利用能　75 → bioavailability
精神症状　45,47
脊髄圧迫症状　45,95 →脊髄横断症状
脊髄横断症状　72 →脊髄圧迫症状
赤血球連銭形成　34,46 → rouleau formation
染色体　9,10,23
死亡率　4
死亡数　4
色素沈着　115
深部静脈血栓　88
診断　34
診断基準　17
神経症状　45
初発症状　43
症候　43
出血傾向　43,47,75
手根管症候群　21,117
主訴　43
腫瘍熱　45
組織適合性抗原　112
相互転座　**9**,24,52
salvage療法　79,88
sausage-like phenomenon　47
skeletal related events SRE　90,

93,94 →骨関連事象
SKY　9
smo(u)ldering multiple myeloma　16
solitary plasmacytoma of bone SPB　17 →骨の孤立性形質細胞腫
standard or conventional chemotherapy　72,86 →標準的な化学療法
STAT 3　56
stem cell disease　82

T

多発性神経炎　45,115
体細胞変異　11
対症療法　73
高月病　115
多クローン性免疫グロブリン　54
体細胞変異　22
低(小)分子(量)GTP結合蛋白　92
転座遺伝子　9
透明層　92 → clear zone
疼痛　18,43,72,**73**,75
椎弓切除術　18,72
Th 1 細胞　54
Th 2 細胞　54
thalidomide　72
TNF　58
TNF-α　64,90

total body irradiation (TBI)　95 →全身照射療法
total therapy　83
transforming growth factor (TGF)-β　64
transplant-related mortality TRM　86 → treatment-related mortality TRM
treatment-related mortality TRM　85 → early death

U

うっ血性心不全　117
uncoupling remodeling　62

V

VAD-PECC 療法　81
VAD 療法　79,83
VAMP 療法　79
vascular cell adhesion molecule-1 VCAM-1　59
vascular endothelial growth factor VEGF　37,90,115
VDJ 再構成　9,11
veno-occlusive disease VOD　83
vincristine　79

W

ワクチン療法　100

whole bone marrow irradiation　95 →全身骨髄照射

X

X線 computed tomography　CT　51

Y

予後　112
予後因子　38,39,112
養子免疫療法　100
腰痛　34,43
遊出　58

Z

全身放射線療法　95
全身骨髄照射　95 → whole bone marrow irradiation
全身照射療法　95 → total body irradiation (TBI)
造血幹細胞移植　72,83,112,117
臓器腫大　115
髄外性形質細胞腫　17,19,72 → extramedullary plasmacytoma
髄外腫瘤　72
Z-Dex 療法　79

著者略歴

戸川　敦
（トガワ　アツシ）

昭和 41 年　東京大学医学部卒
昭和 49 年　東京大学医学部中央検査部助手（文部教官）
昭和 51 年　米国 NIH 留学
昭和 53 年　川崎医科大学内科助教授
昭和 60 年　国立病院医療センター内科医長
平成 7 年　国立国際医療センター臨床検査部長
平成 11 年　国立甲府病院長

所属学会　日本内科学会，日本癌学会，日本血液学会，日本臨床血液学会，日本免疫学会，日本臨床免疫学会，日本骨代謝学会

© 2002

改訂版発行　2002 年 7 月 25 日
第 1 版発行　1994 年 11 月 20 日

改訂　多発性骨髄腫　　　　　　　定価　（本体 5,500 円＋税）

著者　戸 川　敦

検印省略

発行者　服 部　秀 夫
発行所　株式会社　新 興 医 学 出 版 社
〒113 東京都文京区本郷 6―26―8
電話 03（3616）2853
FAX 03（3816）2895
E-mail shinkou@vc-net.ne.jp
URL http://www 3.vc-net.ne.jp/~shinkou

印刷　三報社印刷株式会社　　ISBN4-88002-608-5　　郵便振替　00120―8―191625

- 本書および CD-ROM（Drill）版の複製権・翻訳権・上映権・譲渡権・公衆送信権（送信可能権を含む）は株式会社新興医学出版が所有します。
- JCLS〈㈱日本著作出版権管理システム委託出版物〉
  本書の無断複写は著作権法上での例外を除き禁じられています。複写される場合は，その都度事前に㈱日本著作出版権管理システム（電話 03-3817-5670，FAX 03-3815-8199）の承諾を得てください。